祝氏儿科临床集验

编著◎祝肇刚

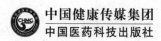

中国健康传媒集团

中国医药科技出版社

内 容 提 要

　　本书作者为"京城四大名医之一"施今墨先生的外孙、名医祝谌予教授之子，在诊治儿科疾病方面颇有心得，本书从祝氏儿科学术思想及认识、自拟方及验案精选三部分记录了作者诊治儿科疾病的经验心得，并对验案用药进行了分析。本书既有理论认识又有实践所得，内容丰富，具有较高的学术价值和临床参考价值，可供儿科临床工作者、中医院校师生及中医爱好者参阅。

图书在版编目（CIP）数据

祝氏儿科临床集验/祝肇刚编著 . —北京：中国医药科技出版社，2023.5

ISBN 978 - 7 - 5214 - 3816 - 1

Ⅰ . ①祝…　　Ⅱ . ①祝…　　Ⅲ . ①中医儿科学--中医临床—经验—中国—现代　　Ⅳ . ①R272

中国国家版本馆 CIP 数据核字（2023）第 045710 号

美术编辑　　陈君杞
版式设计　　诚达誉高

出版　**中国健康传媒集团** | 中国医药科技出版社
地址　北京市海淀区文慧园北路甲 22 号
邮编　100082
电话　发行：010 - 62227427　邮购：010 - 62236938
网址　www. cmstp. com
规格　710×1000mm ¹⁄₁₆
印张　8¾
字数　135 千字
版次　2023 年 5 月第 1 版
印次　2023 年 5 月第 1 次印刷
印刷　北京市密东印刷有限公司
经销　全国各地新华书店
书号　ISBN 978 - 7 - 5214 - 3816 - 1
定价　39.00 元

获取新书信息、投稿、为图书纠错，请扫码联系我们。

序

北京市在 2016 年和 2022 年分别启动北京中医药薪火传承"3 + 3"工程与"新 3 + 3"工程，将岐黄传承精神化为实在举措，祝谌予名家研究室、祝肇刚名医传承工作站建设为进一步做好名老中医学术思想传承工作，培养高层次中医临床和科研人才，提高中医药学术水平，探索和建立中医药学术传承和推广应用的有效方法和创新模式提供了有效范本。经过祝肇刚先生及其弟子长期临证实践探索、辛勤笔耕，《祝氏儿科临床集验》一书终于结集出版，这也是北京中医药薪火传承工作在学术继承、特色服务、人才培养、学术交流和文化展示方面取得丰硕成果的重要体现，有很重要的临床价值和文化价值。

祝肇刚先生出身于中医世家，自幼接受中医理念和中医知识的熏陶，家学渊博，为人谦和，德艺双馨。本书是对其学术思想、诊疗经验、医案精华以及临证思维的进一步总结，书中所体现的儿科常见病、难治病的辨治思维更是匠心逸群，尤为难得，深刻体现了一个中医学家理论功底深厚、辨证细腻准确、用药灵活权变，令读者有一个清晰的主线。本书是中医药学术传承独特而不可或缺的文献，是中医儿科后学者的入门捷径和指南金针，对于培养中医儿科人才的辨证思维，提高临证诊疗水准，提升临床疗效具有十分重要的价值，对于造福广大儿童更是大有裨益。

本书立足于儿科所涉"胎""婴""幼""少"四个不同成长阶段，依次介绍了小儿疾病的辨证特点及临证注意事项，参以详细的理法方药论述，颇多独到发挥，并进一步详实阐述了对小儿疑难病及少见疾病的经验体会，尤其是立法、处方、用药经验，可以直接指导中医儿科医师临床诊断与治疗以及新药的开发研究。全书内容丰富，记录翔实，学术性强，言简意赅，理、法、方、药俱备，必将为广大中医药工作者所喜爱。本书体现了中医名家祝肇刚临证之风采、医术经验之丰富，可宣明往范，昭示来学，或宗经旨，或述新意，辨证精当，立方严谨，验方验药，颇能详备。中医儿科有着悠久的历史，其诊法众多，重视个体差异，能够很好地克服儿科的"哑科"困境，在儿童的疾病治疗和保健方面有确切的疗效和丰富的经验。祝肇刚先生所做的这些工作，符合当前守正创新的要求，对发展中医儿科，发挥中医药在儿童医疗保健中的作用意义重大，让中医药发展成果惠及更多儿童，为护佑儿童健康成长再立新功！

祝肇刚先生作为施门的重要传承人，作为"三名"大师祝谌予先生的门人，相信祝谌予门人（祝肇刚）传承工作室必定会为中医药传承创新发展做出更大贡献。

北京市中医管理局局长

屠志涛

2023 年 3 月

前　言

我出身于中医世家，成长于海运仓——原北京中医学院和原中国中医研究院区内（北京中医药大学和中国中医科学院的前身），程莘农、谢海洲、董建华、任应秋、印会河、刘寿山、王绵之、刘渡舟等都是父亲的好友、同事、邻居，也是我经常请教问题的前辈。"谈笑有鸿儒，往来无白丁"，自幼耳濡目染接受着中医理念和中医知识的熏陶。

在这浓郁的中医氛围中，又看到父亲和这些前辈们用精湛的医术救治了那么多患者，解除了他们的痛苦，甚至给予了新生。我遂立志学习中医，想成为一个能治病救人的好医生。从 1962 年开始，在父亲的指导下，我开始学习中医基础理论和知识。

我曾反复学习由父亲参加组织编写的中医药高等院校第二版教材，并在父亲的指点下，认真研读《黄帝内经》《伤寒论》《金匮要略》《温病条辨》等中医经典著作，后又毕业于北京中医药大学（函授部）。在临床实践中遵循父亲"中医为主，西医为辅"的教导，治疗中按照中西医结合的形式，取得了较好的疗效。尤其对儿科病证有较深的理解和感悟。当年我就儿科问题请教父亲时，父亲说：儿科病多见于停食、着凉，很容易治疗。但是随着医生的疗效好出了名，许多遗传病、疑难病就会找上门来，那时就不容易治疗，也不容易有好的疗效，必须更加刻苦钻研，才能有所收获。

我谨遵父训，认认真真地对待每一位患儿，不敢有丝毫懈怠，从临床中不断获得灵感。在治疗中，我遵循中医小儿是"纯阳之体""稚阴未充，稚阳未长"的理论，又深入学习了西医儿科学有关儿童生理特征、生长发育的规

1

律及神经系统的有关知识，将中西医的有关知识融会贯通在儿科临床中。

我在临床中关注儿童的生理特征。首先，中医讲小儿是"纯阳之体"，"阳"就是"生发、向上"的意思，表明儿童具有旺盛的生命力、生长力，这是非常可贵的特性。中医还认为儿童在生长发育的时候，具有"稚阴未充，稚阳未长"的发育特点，表明儿童的阴和阳还不充实成熟，即：儿童的脏器系统的发育既旺盛又不完善。其次，儿童的病理特征表现为儿童虽然具备旺盛的生命力、生长力，但儿童的脏器尚处于发育阶段，比较柔弱，容易受到外界的影响而表现出不平衡、功能失调。如儿童没有自制能力，加上很多家长娇惯孩子，使得孩子比较任性，日常生活不规律，这样造成了儿童免疫力低下，从而容易生病。患病后传变快也是儿童发病的病理特征。

在临床治疗时，我重视从整体考虑问题。除了重点关注生病的孩子，还要关注生病孩子的家庭环境；以及孩子母亲的胎前产后状况，及其在孕育孩子长大过程中的各种情况，从而为临床整体辨证论治提供思路。如儿童该出汗的时候不出汗，不该出汗的时候出汗多，该进食的时候没食欲，该动的时候不愿意动，需要安静的时候却多动……表现出这些不正常的行为，归结为失调。再仔细地分析这些失调的现象，如出汗、怕冷、厌食、躁动、多动等，可以归入自主神经功能紊乱的范畴。自主神经分交感神经和副交感神经，这一对神经互相制约，互相依存，交互兴奋。概括地说，就是正好体现了阴阳的很多特性，而中医治疗疾病就是"调摄阴阳，以平为期"。所以我在治疗儿童疾病的时候，就是本着这样一个原则：以调和阴阳、调和气血为主。通过大量临床病例验证，更倾向于使用《伤寒论》中的方剂来调节这些失调的表现。如把桂枝汤的加减、小建中汤等综合为"桂枝剂"，把柴胡汤的加减综合为"柴胡剂"，把麻黄汤的加减综合为"麻黄剂"，这些药物都能起到调节的作用。

父亲提出中医、西医都是从各自不同的角度、不同的层面，整体或者局部来认识疾病的。虽然二者的认识有所不同，但针对的都是同一个人，所以主张中西医是可以结合的。具体怎样结合，这就要医生根据自己对于中、西医的认知能力，适时、适量地能结合多少就结合多少，运用之妙，存乎一心。我就是在这样的思想指导下，对儿科的认识进行了中西医结合，如将自主神经功能与中医的阴阳学说有机地结合在一起，指导临床治疗。

随着儿科患者疗效的提高，患儿就诊量逐年增长，到 2000 年的时候，儿科患者几乎占到了我的临床门诊量的 1/4。为什么找我看病的儿童这么多？原因是我喜爱儿童，是发自内心的喜爱！出于喜爱就不愿意看到儿童被伤害。当看到滥用抗生素造成儿童药物性耳聋或出现"黄板牙"，或者孩子食欲减退发育迟缓时，我感到很痛心，就想尽快解除他们的病痛。在开方的时候我遵循《孙子兵法》中"不战而屈人之兵者，善之善者也"的原则，药物用量少，味道口感好，且疗效显著，因此我开具的中药很容易被孩子接受。根据多年的临床经验，我总结出一些行之有效的治疗方法、方剂和规律，并传授给我的学生们。

学生们反映：我所总结、传授的内容一看就懂，一学就会，一用就灵。患儿家长也说，只要说去看祝爷爷，孩子们高兴极了，他们不认为是去看病。孩子们还说祝爷爷的药好喝，像中药可乐，甚至还会主动要求找祝爷爷。能够得到了孩子们的认可和喜爱，我感到很欣慰。

本书分为学术思想及认识、自拟方、验案精选三部分，记录了我的临床心得、遣方用药的体会等，希望能对同道起到抛砖引玉的作用。

在编写本书的过程中，几易其稿，得到了我的学生和很多朋友的帮助。如：王云彩、石玉君、胡木林、聂小静、马蕾、王翠等积极组稿、校对，范志霞副总编辑多次指导编写架构，德云、贾国强帮助整理、打印稿件……在大家的参与下才得以成书，在此深表感谢。

祝肇刚

2022 年 12 月于北京

目 录

第一章　学术思想及认识

第一节　儿科学术特色

一、关注症状背后的本质——证，辨证论治重视问诊

我的外公施今墨先生说过"一切以患者为主"。我也常说："中医治疗的是生病的人，西医治疗的是人生的病。"西医有很多病名，比如威廉姆斯综合征、格林巴利综合征、嗜血细胞增多症、过敏性紫癜、儿童肾病综合征等。我在看病的时候不会特别注重西医病名，因为西医病名容易让人将注意力集中到某一病灶，过度关注疾病本身，而中医治病恰恰是站在整体的角度看待疾病，考虑的是这些症状背后的本质——证，关注更多的是患者是如何得的这个病，患者身体发生了哪些失衡才导致这些症状。从整体角度去辨证施治，而不是"头疼医头、脚疼医脚"，才能从根本上或者从根源上使人体气血阴阳平衡，进而治好疾病。具体临床中，要归于中医的辨病辨证治疗。

我在辨证论治过程中，重视问诊，对于幼儿需要关注其饮食、二便、发热、出汗等各种表现，尤其要关注的是幼儿的症状。幼儿年龄小，不能正确地表达，所以在临床中一定要注意和患儿搞好关系，我在诊治过程中，特别注意和患儿的沟通，愉快的沟通会使患儿很平静、很配合治疗。更重要的是一定要与家长交流，仔细询问家长患儿的相关病史，尤其是关于起因、变化、服用过什么药物、详细症状、诊治经过等。疾病的实质常常是在问诊的过程中被发现的。

二、重视调阴阳

中医认为儿童为"纯阳之体""稚阴未充，稚阳未长"。"纯阳之体"，我理解为儿童在成长过程中具有非常强的生命力、生长力，其生长特性表现为非常强的生命活力。而"稚阴未充，稚阳未长"说明儿童的各个系统、器官的发育尚未完善，功能发挥也不完善。在生长发育的过程中，如果儿童生活不规律、饮食调节发生紊乱，各个系统之间会出现不协调、不平衡，造成免疫力低下，抗病能力下降，再遇季节气候变化时，内外因素相结合，就容易出现器官损伤，表现出疾病的状态。同时儿童一旦患病，病情发展、传变较快，早上刚开始发热，到晚上就可能出现高热惊厥。因此，在给儿童诊治疾病时，需要做到"胆大心细""随机应变""运筹帷幄"。

阴与阳是相互制约、相互依存的关系。当阴阳之间的制约关系、依存关系被打破时，即为阴阳失调。临床中我观察到儿童表现出阴阳失调的症状比较多见，比如天冷了不该出汗时反而出汗，该安静时反而多动，该入睡时反而兴奋等，这些现象即为阴阳失调。结合西医学，我把交感神经、副交感神经之间相互制约、相互依存的关系比作"阴阳"。交感神经兴奋时，心跳加快，汗液分泌增加，瞳孔放大，血管收缩，促进异化作用，具有"阳"的特征；而副交感神经兴奋时，心跳减慢，心血管功能减弱，瞳孔缩小，促进同化作用，促进胰岛素分泌，具有"阴"的特征，二者之间相互拮抗、相互协调。当交感神经与副交感神经之间的协调作用出现紊乱时，相当于阴阳失调，就会导致疾病的产生。

治疗方面，我遵《素问·至真要大论篇》中"谨察阴阳所在而调之，以平为期"的治疗理念，以调人体阴阳达到动态平衡的状态。我发现《伤寒论》中的方剂、药物具有调和阴阳，调节交感神经、副交感神经的作用。在儿科的诸多疾病中运用广泛。比如，桂枝汤是调和阴阳的代表方，小柴胡汤是调和半表半里的方剂。基于"调"的治疗原则，临证中我对一些方剂进行加工和改组，衍生出新的方剂。

三、重视滋养阴精

《素问·阴阳应象大论篇》云："阳化气，阴成形。"理解为无形之物归于气，有形之物归于阴。阴可包涵脏腑、津、血、精等精微物质。先天疾病，或后天疾病病位在脏腑、在血、在津、在精、在髓者，属于伤及有形之物，治疗时需时刻顾护机体的阴精，即顾护脏腑、血、津、精、髓本身。比如"肾"包含"阴精"。小儿肾病，如肾小球肾炎，肾本质受到伤害，选用六味地黄汤滋养肾阴，修复肾本质。再如小儿先天不足类的疾病，从"肾为先天之本，脾为后天之本"沦治，以后天补先天，选用归芪建中汤配六味地黄丸化裁，同补脾肾，滋阴精，临床取得一定疗效。"儿童白血病"是公认的疑难症，放、化疗之后患儿多表现为精血不足的证候，亦从滋养脾、肾，调养气血角度治疗，选用归芪建中汤配归脾汤等加减治疗，取得一定疗效。

四、重视整体观

整体观是中医治疗疾病的特点之一，在儿科的诊疗中，我特别重视整体观。首先，人是一个整体，在给儿童诊治疾病时，会纵向考虑儿童身体的状况，包括儿童出生时的身体状况、生长发育情况、既往病史等。其次，会从人与社会的整体观考虑，即横向地考虑家庭环境及社会环境对儿童的影响。因此，在治疗上，采用"因时，因地，因人制宜"的治疗理念。

五、尊重儿童生理心理特征

尊重生物趋利避害的本能，注意提高儿童用药就诊的依从性：大部分儿童经历了肌内注射、静脉滴注等治疗方式后，对到医院就诊产生了抵触情绪。就诊时常因哭闹、不配合医生检查而影响诊治。为了获取真实的脉象、舌象，我遵照"大脑兴奋点相互抑制"这一原理，首先，可以通过画画、给糖果、变魔术等方式，使儿童的求知欲、挑战欲兴奋，抑制儿童对医生的恐惧感。其次，我通过调整药物的味道，让患儿有良好的口感。这样，患儿不仅服药时口感好，而且服药后身体很舒服，就不会恐惧到医院看病。我就可以准确地从患儿那里获取脉象、舌象等信息后，再加上家长对患儿疾病的描述，就能够准确地分析病情，辨证治疗。

六、"快捷方式"用药特色

"快捷方式"是借用计算机语言，表达在临床中根据特定症状，选用相应特定药物的用药方法。这是基于在丰富的临床实践中总结出来的经验，具有相对的稳定性。如：外感初期微发热、微鼻塞、微咽痛和外感愈后，选用三根汤；咳嗽初期，选用黛鱼方；过敏、喜食酸味食品、嗜酸性细胞高，选用过敏煎等。"施氏药对"的运用，也是"快捷方式"的体现。施今墨老先生根据疾病的特点，选择相对固定的药物组合。

第二节　儿科生理病理的认识

一、论胎儿

（一）胎儿的生长——孕育过程

胎儿生长在羊水的环境中，通过脐带和胎盘与母体相连，这一时期胎儿受母体的营养、情绪等因素的影响很大。由于孕早期羊水与海水成分相近，同时羊水中含有大量激素，所以认为羊水环境对胎儿的影响，如同海水成分对海洋生物的影响一样至关重要，不仅影响着胎儿的生长发育，而且会影响儿童未来的体质。比如孕妇的情绪会对羊水产生直接影响。保持平和心态、愉快心情的孕妇，她的羊水成分稳定，有利于胎儿成长；而急躁、易怒的孕妇，她的羊水环境中肾上腺素升高，会使得胎儿躁动不安，长期如此容易造成胎儿出生后性格暴躁。经过长年的临床观察，发现羊水少和羊水早破出生后的婴儿容易皮肤干燥，易患湿疹、皮肤过敏等疾病，针对这样的患儿常用白头翁、茵陈、山药配合养阴药治疗，效果很好。羊水污染会引起婴儿肺部和皮肤的疾病。羊水过多，说明母体的水液运化出现了问题，常从调节水液运化的角度治疗，临床常用"五苓散"来改善孕妇的水液运化。因此，在患儿初诊时，会问家长"患儿出生时羊水的情况"。

（二）胎儿保健——养胎

孕期20周左右（俗称"显怀"的时期）会出现胎动。胎动是妊娠阶段正常的现象。随着胎儿的成长，胎动的频率会增多，也会形成规律性。孕妇可以通过胎动判断胎儿的大致情况。然而，胎动也会随着孕妇的情绪而发生变化。因此，这个时期的胎教显得尤为重要。

我国自古以来就提倡胎教，早年的文献中就有胎教的记载。《大戴礼记·保傅篇》明确提出"胎教"，周文王的母亲怀孕时"目不视恶色，耳不听淫声，口不出傲言"，使母子的身心都得到很好的养护。胎教对孩子的心境、智力发育都有很大的益处。我曾经做过试验，让母亲在怀孕时经常听优美音乐。等胎儿出生后，若出现莫名哭闹、躁动不安时，其母亲播放怀孕时听过的音乐，婴儿便会安静下来。这说明有韵律、旋律和缓、音色优美的音乐，不仅会让孕妇心情舒畅，还会和胎儿产生共鸣，有利于胎儿生长。临床上，常嘱咐孕妇多听优美的音乐，多看美好的事物（如漂亮小孩的照片等），保持平静、愉悦的心态，达到养胎的最佳状态。

（三）孕期母体养护

动物为了繁衍下一代，母体是无私的奉献，子体是掠夺式吸收，这样的本能是在动物进化过程中形成的。作为高级动物的人类，同样具有这样的本能。这一现象在妊娠阶段经常见到，比如孕妇贫血、营养不良、妊娠反应严重，仍然可以生出健康的婴儿。不过这是有一定限度的，身体太弱的孕妇会出现胎停育、先兆流产等自然淘汰现象，因此孕期母体的养护对于胎儿的发育起着非常重要的作用。

1. 妊娠呕吐

孕期常见的妊娠反应是呕吐。轻微的妊娠呕吐不需要治疗，若妊娠呕吐太过强烈则需要治疗。我曾经治疗过一位妊娠呕吐剧烈的患者：在治疗过程中，用过止吐的生姜，用过孕妇慎用的半夏、旋覆花，用过孕妇禁用的代赭石（当时是把代赭石磨成细面，用馒头蘸着吃）。服药后孕妇呕吐症状得到缓解，但症状一直持续至生产，最后产下一体重4千克的健康男婴。剧烈的妊娠呕吐，虽然孕妇很难受，但是只要治疗得当，可以不影响胎儿的生长。

2. 胎漏与保胎

孕早期阴道不时有少量出血或出血淋漓不断，并伴有腰酸、少腹坠胀等症状，中医称"胎漏"，认为与"肾气不固"有关；西医称"先兆流产"，认为与激素分泌水平有关。由于多数中药来源于植物的根、树皮、茎叶、果实等，和蔬菜、水果、粮食的来源相同，具有生物活性，对人体有亲和性，所以先兆流产采用中药保胎比较安全，但也并不是所有先兆流产的患者都需要保胎。身体健康，正常受孕者，比如杂技演员，即使怀孕5个月，做翻跟斗等高难动作也不会导致流产，而身体虚弱或胎儿本身有缺陷者，孕妇可能会因为咳嗽就出现流产。所以流产也可以看作是自然淘汰的一种现象，多次保胎是对抗自然淘汰。勉强保胎，违反了自然规律，有可能会生下有先天缺陷的婴儿。如果非流产不可，临床观察到手术流产比药物流产对母体的损害相对小些。

临床中，治疗先兆流产患者常采用补肾气、强腰脊、止血安胎的治则。选用我的父亲祝谌予先生的保胎方"保胎八味""广当益芍芎"随症加减治疗，对于部分先兆流产孕妇保胎有一定效果。

3. 孕期护理

（1）擦洗乳头：乳头皮肤嫩薄，在婴儿吸吮时，容易破裂而导致感染，引起产妇乳腺炎。为避免乳腺炎的出现，常嘱咐孕妇：一旦发现怀孕，建议每天用温水浸湿毛巾，擦洗乳头直到分娩。有乳头内陷者，需要揪出乳头清理。经过孕期的擦洗，乳头皮肤变得厚韧，在婴儿吸吮时不易破裂，会大大降低产妇患乳腺炎的概率。对来诊的孕妇，我都会详细嘱咐，按照我说的方法去做的孕妇，产后大都没有患乳腺炎，且乳汁充足。乳腺炎患者不仅乳房红肿胀痛，而且哺乳时痛苦难忍，从而间接会影响婴儿的生长发育。

（2）饮食：孕妇在孕期有时会有特别想吃的食物。临床中遇到过孕期想吃毛鸡蛋、想吃豆腐渣、想吃胡萝卜、想吃香肠……这些情况下，应该尽量满足孕妇的要求。我提倡孕期"想吃什么就吃什么，吃什么舒服就吃什么，适量吃即可"。正如《冯氏锦囊秘录》中所言："脏各有神。凡酷嗜一物，皆其脏神所欲，斯脏之精气不足，则求助斯味以自救。"孕妇想吃的就是身体缺乏、孩子需要的；吃得舒服就是身体能接受的；只要两者同时满足，一般就可以适量吃。孕妇天生就具备这种选择能力，这也是"趋利避害"自然选择的结果，符合"大道至简"。把孕妇从食物中获取的营养，比喻为给土壤施有机肥，而补充的维生素 C、维生素 E、叶酸等药物比喻为化肥。所以，主张孕妇应该从想吃的食物、瓜果、蔬菜中获取营养。

（3）衣着：孕妇的体型会随着胎儿生长而发生变化，衣着也要跟着发生变化。衣服以宽松、舒适、柔软为益，以保暖为主，不能追求时髦。孕期乳房会增大，要随着乳房的增大而更换内衣，不能只追求美观，而影响乳腺发育。

（4）孕期房事：孕期前三个月胎儿不稳定，孕期后两个月子宫增大不能受到过多的挤压，故这两个时期禁止同房，避免引起流产或早产。怀孕期间性生活越少越好，同房时注意体位，可以选择女上男下位，以减少对腹部的压力。

（5）孕期运动：没有先兆流产、习惯流产病史的孕妇，可以从事日常活动，只要不做跳跃、奔跑、追逐等剧烈运动即可。孕期坚持生活自理、适量的运动，不仅有利于胎儿的发育，而且对孕妇日后自然生产也有很大帮助。

（四）孕期用药

许多医生视孕期用药为畏途，其实《素问·六元正纪大论篇》中记载"有故无殒，亦无殒也"。意思是：有某种病就用治疗这种病的药，只要正确运用、准确辨证，一般情况下就不会有危害。当然要注意适可而止。比如孕妇感冒了，选用治疗感冒的中药，感冒治好就停药，不会影响胎儿。有的人不敢用中药治疗感冒，怕有副作用。这是误解！如果感冒不敢用药，任由感冒发展，后果不可想象。只要治疗正确，适时停药，何"副作用"之有？中华民族几千年，中医一直在保驾护航，助力人口增长，保障人民群众身体健康。

二、论婴儿

我在临床中比较关注婴儿出生时情况、饮食、排便、发育及病史，这些方面与母亲的身体状况亦有关，也是中医整体观的体现。

（一）分娩方式

众所周知，顺产的分娩方式对婴儿最好。顺产是胎儿经阴道分娩而出，这个过程可以说胎儿经历了生死关。胎儿经子宫有节奏地收缩，胸部受到压缩和扩张，有利于胎儿肺的活动和出生后呼吸的建立。对胎儿来说百益无害。在医疗水平不发达的年代，许多胎儿因羊水早破、胎位不正、脐带绕颈等原因造成难产而夭折。随着医疗的发展，剖宫产解决了这些不利于顺产的因素，不仅降低了胎儿的死亡率，而且减轻了母亲的痛苦。选择剖宫产是不得已而为之，不可只因减轻母亲痛苦而选择。从自然的观点来看，顺产的婴儿是大自然批准出生的"合格产品"。胎停育、胎死腹中等情况属于大自然的"自然淘汰"之列。因为西医学剖宫产技术的成熟，有些人仅仅为了属相、吉时，而人为选择出生时间进行剖宫产。我认为这种选择违背了"瓜熟蒂落"的自然规律。剖宫产也会使得一部分本应"淘汰品"得以出生，增加了先天缺陷婴儿的比例，不符合"优生优育"。另外，剖宫产的产妇也容易患子宫内膜异位症，所以主张能顺产的妈妈们一定要顺产！尽量不要干扰大自然的"程序"。

通过临床观察，剖宫产的胎儿未经产道的"磨炼"，长大之后常表现出胆小、多动、平衡能力差、综合统筹能力差等缺点。他们的优点是比较聪明。对于具有这些缺点的儿童，我建议家长要刻意地增加儿童的挫折感，以锻炼儿童的心理承受能力。同时要鼓励他们多动手，锻炼他们的动手能力和平衡能力。尽量减少剖宫产对儿童生长发育的影响。

（二）婴儿喂养

1. 母乳喂养——天然免疫的最佳机会

母乳营养丰富，富含免疫物质，具备了婴儿所需的一切营养，最适合婴儿消化吸收，是大自然赐给婴儿最好的食物。通过母乳喂养，婴儿可以获得最佳的天然免疫。我常嘱咐产妇不要轻信广告，而人为放弃母乳喂养。在我国，产妇习惯用鸡汤、猪蹄汤来下奶；日本人习惯用本国产的大米粥来下奶；这些下奶方法都是为了补充蛋白质以使奶水充足。如果遇到因母乳营养不足而出现灰奶或者对母乳过敏的婴儿时，则需要治疗。灰奶者，从调理脾胃论治，选用香砂六君子加焦三仙或焦四仙（去麦芽）等健脾益气和胃之品。对母乳过敏的情况，西医主张停止哺乳，临证中则在给产妇服中药下奶的同时用焦三仙、牡丹皮、三根汤等药物给婴儿药浴，从皮肤吸收起到治疗效果。临床中曾经遇到一个婴儿，因服母乳过敏而周身起皮疹，选用谷芽、麦芽、牡丹皮、生山楂、芦根、茅根煮水药浴，患儿药浴后皮疹消退。

2. 哺乳时间

根据临床观察，母亲哺乳时间以 6 个月到 1 年为佳。由于母乳可以给婴儿不断补充母亲的抗体，从而获得天然免疫，所以吃母乳的婴儿不容易生病。随着婴儿长牙，可以逐渐加辅食，到 1 岁时断奶。过早加入奶粉（包括各种配方奶粉），会引起肠道菌群的变化，使婴儿容易出现多汗、头发竖毛、大便秘结干燥、易过敏（如皮肤起红色皮疹）等现象。通过了解大自然现象，发现小动物长牙之后，小动物的母体会自动断奶，让小动物从食物中获取营养。临床观察人类应该也是这样。所以断奶的时间，以大自然的标准去评判，即以长牙为准，大概在 1 岁。

3. 如何应对缺乳、乳腺炎、漏奶

有的母亲因为奶水少，而给婴儿断奶。可以选择中药而达到增奶的效果。中医认为"血乳同源"，血向上行则为乳，血向下行则为月经，所以哺乳的新产妇，大多数不来月经。西医认为与"垂体 - 性腺轴 - 泌乳素"有关。治疗产后缺乳，在养血的基础上，加向上的引经药如桔梗，引血上行以达乳汁充足。还有俗语说"穿山甲、王不留，妇人吃了乳长流"，也可以参考使用。有的产妇听说"醪糟"能下奶，就多吃醪糟，结果婴儿面色红润，安睡不醒，最后发现婴儿是"醉奶"。因此，使用偏方治疗缺乳时，要思考适不适合，不要盲目轻信，以免影响婴儿。"血向下行则为月经"，断奶后不来月经者，则在养血的基础上加向下的活血药，如可用"桃红四物汤"、牛膝、苏木等促使月经正常。

如果产妇在孕期没有通过擦洗方式锻炼乳头，婴儿吸吮时容易将乳头嘬破，或者因挤压乳房造成乳汁淤积，致使产妇罹患乳腺炎。乳腺炎表现为乳房红、肿、热、痛。治疗时重用蒲公英 30～50g 配以"小柴胡汤"再加凉血活血药，不仅有良好疗效，而且不影响哺乳。除口服药物外，同时用新鲜蒲公英，洗净、捣烂外敷乳房。

有些孕妇会出现漏奶现象。漏奶与气虚有关，治疗漏奶时以补气为主，少佐理气之品，防止补药太多反而造成瘀滞，常选用"补中益气汤""柴胡疏肝散"加减治疗。治疗时需要注意补气药与理气药的比例。

4. 如何断奶

断奶时期，婴儿只要见到母亲就会吸吮乳头，这样很难达到断奶，所以首先嘱咐母亲离开婴儿 1 周左右，不要让婴儿看到母亲，这样断奶就会比较顺利。其次，可请医生开具外敷药以辅助断奶，以免因断奶而引起积奶。断奶外敷方法：芒硝 500g，备用两块小方巾。第一天在适当容器中放入 100g 芒硝，加水 200ml 溶解。用溶解液将小方巾浸透后外敷乳房 30 分钟以上。第二天再加入 100g 芒硝在第一天溶液中，加水溶解方法同上。每天如法炮制直到第五天。对于奶水较多，月经未至者，采用活血通经的方药，如桃红四物汤 + 牛膝、苏木、益母草等加减治疗，引血下行，以达断奶的效果。

（三）做个细心的妈妈——学会从宝宝的粪便判断疾病

从吃第一口奶开始，婴儿肠道中就进入了细菌，慢慢形成了相对稳定的菌群。肠道中大肠埃希菌、乳酸菌、双歧杆菌等这些菌群可分解食物营养成分，帮助胃肠道吸收。菌群之间也会相互制约，避免某种细菌过度增长对人体造成危害。婴儿正常的大便是淡黄色、软、润、质稠，如调好的色拉酱。随着增加辅食，每一次食物的改变，胃肠道在逐渐适应新的食物，婴儿大便的性状会短暂改变，随后又会恢复正常，这是因为婴儿肠道菌群的改变所致，不是病态。调整食物结构和服用健脾胃的药物即可改变。不可一见大便异常，就滥用抗生素，以免造成肠道菌群紊乱，导致营养吸收障碍，影响儿童生长发育。

在临床中会发现婴儿腹泻与母亲的身体状况和饮食品种有关。饮食物种类的改变会造成母乳的质量改变。绿色的大便，反映孩子有内热；大便中含奶瓣，说明婴儿存在消化不良。治疗时可以三根汤加味或者服用乳酶生。大便水泻如蛋花状，与婴儿受凉有关。我的父亲曾经治疗因受凉致腹泻1周的儿童，用红糖水调30g炒神曲，经过加热调成糊状，服药1天腹泻止，效果立竿见影。我也经常用炒神曲煮水加红糖让儿童代水饮，外用花椒外敷法（将50g花椒放在无油的锅中微火炒至刚冒烟，取出倒在小方毛巾中包起来，在手背上试温不烫手时，置于儿童肚脐上用绷带扎住）治疗因受凉引起的腹泻。临床中观察到，婴儿的睡姿与脾胃功能有关。如果婴儿习惯性俯卧眠，说明脾胃功能比较弱，需要健脾调节。

（四）如何看待孩子生病

一谈到生病，很多家长都很焦虑。民间说：小孩子生一次病就长一次个头，小孩子生一次病就更聪明一些。生病是儿童生长过程中都必须经历的一个过程！儿童的阴阳是成长中动态的阴阳，即稚阴、稚阳。稚阴、稚阳在生长的过程中，容易受到外邪的侵扰，导致阴阳不平衡，表现为生病。儿童以生病的形式调节生长之中的动态平衡，生一次病，愈后能增加一种免疫力。只要生病之后得到正确治疗，就不会影响儿童的生长发育。出生6个月后的婴儿随着辅食的增加，母乳的摄入量逐渐减少，从母体获得的抗体逐渐减少。加之孩子上幼儿园前这段时间，主要接触家人，并且对周围环境中的病菌产生了抗体，所以在此期间生病相对较少。3岁上幼儿园后，环境发生变化，开始容易生病，有的孩子几乎每个月病一次。随着生病、痊愈的过程，孩子体内抗体逐渐增多，5岁以后的孩子生病会少些。临床中观察到儿童一年内病5次左右是很正常的，所以家长对待孩子生病，要有一颗平常心。孩子生病是正常现象，但是要把握好"度"——不能病得太勤，也不能病得过重。

虽说儿科在中医俗称"哑科"，儿童不能用言语正确反映病痛的情况，但是只要医生细心观察，还是能从儿童的动作、表情、哭声等信息中了解病情。更重要的是要从家长口中了解儿童的详细情况。需要注意的是，儿童生病了就要限制饮食、注意休息、服用药物，这几方面都是在调节稚阴、稚阳的动态平衡。

小儿生病最常见的原因是停食、着凉、食复。小儿自制能力差，无论吃、玩都没有控制力。如果家长怕小儿哭闹，任由其吃、玩，则小儿容易停食、着凉。生病时小儿食欲差，一旦康复就会食欲大增，然而此时脾胃尚未恢复，突然大量进食，就会产生"食复"。凡越小的动物，体温越高，心跳越快，婴儿发热到38～39℃时，家长不要慌，不必太过紧张。有经验的母亲会舔舔孩子的汗，根据汗味咸淡、出汗时间、出汗多少判断孩子的情况。婴儿表情大人看不懂，大人讲话婴儿听不懂，婴儿无法用言语表达自己的病情，所以孩子生病应该及时找医生就诊。

治疗儿童疾病时一定要因势利导，一巧拨千斤，顺应孩子的生长趋势进行治疗，不能硬性用药物去干扰他们的生长趋势，严重者会对孩子造成永久伤害（如用链霉素等肾毒性药物，造成药物性耳聋以及四环素牙等）。

（五）注射疫苗后反应

根据经验，部分婴儿注射疫苗后会发热，这属于正常的反应，也是婴儿获得各种抗体的开始。如果热势不高，可以在家观察，采用物理降温或饮三根汤，次日热退则无须干预；如果热势较高，则建议就医诊治。

三、论幼儿

3岁至学龄前（6岁）儿童的问题会多一些。这个时期的儿童开始思考、模仿、探索，但在模仿、探索的过程中不懂得自我保护，家长需要帮助孩子建立自我保护意识。儿童也逐渐形成自己的性格特点，俗话说"三岁看大，七岁看老"，因此家长在这一时期对儿童的引导尤为关键。在幼儿篇中，我主要将幼儿期儿童常见的问题做一简单论述。

（一）饮食问题

儿童生病多是由于平时饮食不注意造成的。儿童缺乏自我控制的意识，一旦遇到好吃的、喜欢吃的食物就会多吃，从而造成停食。由于停食之后内热比较大，感受外寒后出现内热外寒现象，即所谓的"停食着凉"，可以用三根汤、焦三仙、大山楂丸等加减调理。三根汤是我治疗着凉感冒常用的方药，多在此基础上加减。感冒伴有发热时配合小柴胡汤，在后边的病例中会有所应用。

（二）晕车问题

婴儿在坐车时多数处于睡眠状态，所以表现不出晕车的症状。孩子大一些，有的儿童就会出现晕车，描述自己头晕想吐。西医认为出现晕车是由于耳部半规管液体没有充满，在乘坐车时半规管液体震动导致晕车。从中医的角度来说，晕车可以归类为"饮停心下"。所谓"饮停心下"，用白话来解释就是胸膈、胃脘部的水液运化出现了问题，而水液运化所产生的病理产物是"痰饮"。在临床中常用"苓桂术甘汤"来治疗晕车。

（三）出汗问题

出汗的多少是一些家长判断孩子是否生病的一个标志。平时微微有汗，孩子一般没有生病。突然一天孩子不出汗了，可能就会发热。而一部分儿童的出汗量就比较偏多，比如一吃饭就出很多汗，或者一活动就出汗多，有的家长描述汗多的如水滴，这是由于表虚不固汗液造成的，选用益气固表的方剂玉屏风散、黄芪建中汤，根据病情加减调理。有一部分儿童夜间出汗多，甚至将枕巾浸湿，中医称之为盗汗，是由于阴虚所致。汗为心之液，夜间盗汗伤及心阴，故选用生脉散益气养阴敛汗。夜间出汗严重，进而引起阴不敛阳，阴阳失衡者，选用桂枝龙牡汤合生脉散益气养阴、调和阴阳，取得显著疗效。

（四）惊吓问题

儿童的大脑神经发育不完善，容易受到惊吓。中医认为，肾为先天之本，在志为恐，肾又主脑，通神。女童 7 岁、男童 8 岁以前，肾气尚不足，易发惊恐。

1991 年我曾经治疗一位因为过年放鞭炮受惊的 7 岁男孩。该男孩受到惊吓后，每天晚上 12 点左右突然惊起，抱着其母亲哭叫。分析该患儿为受惊致夜卧不安，用十味温胆汤治疗 1 周后，孩子即可安睡，夜间再无哭闹。

（五）遗尿问题

5 岁以内儿童夜间不自主排尿属于正常现象，5 岁以上儿童夜间不自主排尿，称为遗尿，俗称尿床。西医认为是大脑中枢和脊髓中枢负责控尿。遗尿反映儿童的神经系统发育不完善，不能很好地控制膀胱括约肌、膀胱逼尿肌正常工作。临床从调补"肾阴、肾阳"入手，认为遗尿属于肾虚的现象。儿童肾气不足则摄尿无力，通过温补肾气，使肾气渐渐充实，从而达到控尿的目的。临证中选用"金匮肾气丸""甘草干姜汤""缩泉丸""真武汤"等方剂补肾温阳化气进行治疗。治疗期间，嘱咐家长在半夜叫醒孩子小便，培养孩子好的习惯。如果是尿崩症，则属于脑垂体的问题，需要另当别论。其治疗常采用活血化瘀的方法进行治疗。

（六）睡眠问题

儿童的睡眠是否充足与儿童的生长发育紧密相关。临床中，要求儿童的睡眠满足两点：一是睡眠时间量，二是睡眠时间段。睡眠时间量：要求学龄前儿童睡满 9~10 小时，学龄儿童睡满 8~9 小时。睡眠时间段：要求一定晚上 8 点至 9 点睡觉。这两点是人体生物钟的需要。很多家长只是注重睡眠时间量，而忽略睡眠时间段。早睡觉，足够的睡眠时间，不仅能保障儿童获得充足的免疫力，而且能保障儿童身体强壮、聪明伶俐。

（七）多动症、抽动障碍问题

我不拘泥于西医学对多动症、抽动障碍的认识，认为抽动障碍是儿童生长发育过程中出现了一些不平衡，即气血或阴阳不平衡。这些不平衡造成儿童身体局部不舒服，哪里不舒服哪里就会抽动，根据抽动的部位，判断不平衡的原因，以此指导临床选方用药。

临诊时重视与家长沟通。首诊时一定先跟患儿家长解释："抽动只是患儿生长发育过程出现了一些不平衡。"告诫家长不要把这个病当成负担，更不要在患儿面前反复提起抽动症，不要过度关注患儿的抽动症状。这类患儿大多比较敏感，过度关注会加强患儿的自我暗示，不利于病情恢复。要从各方面减少引起抽动症的诱发因素。有些患儿家长的性格、为人处世的态度，也是诱发患儿发病的因素，这点需要家长注意。

四、论少儿

通过统计我的儿科门诊量发现：3～4岁儿童的就诊比例最高，0～1岁和5～6岁就诊比例相差不多，从7岁以后就诊人次呈递减下降。这个统计数字说明8岁以后儿童的体质逐渐强壮，呼吸道、胃肠道等常见病的患病率下降。这一时期也是哮喘、肾小球肾炎等疾病治疗的关键时期。抓紧在身体发育时（青春发育期）治愈，以后可能就不会发病。除此之外，我则关注怎样培养孩子的综合统筹能力、怎样克服不良的生活习惯等问题。

（一）哮喘、肾脏疾病

哮喘发作时，患儿呼吸困难痛不欲生，家长手足无措，而且有传言：哮喘不能治愈，只能带病终生。很多家长听到患儿的诊断是哮喘时很焦虑。通过多年临床验证，儿童哮喘发作时，只要辨证准确，积极治疗，女孩在12～13岁，男孩在15～16岁这段青春发育期没有发作哮喘，基本上可以达到临床治愈。

引起肾炎的病因有上行感染和下行感染。上行感染是由于泌尿系感染，致病菌通过膀胱、输尿管逆行至肾脏，引起肾盂肾炎。下行感染是由于前期感染，如扁桃体炎等呼吸道感染，产生免疫复合物损伤肾小球，引起肾小球肾炎。肾小球肾炎患者尿常规中有红细胞和白蛋白。肾盂肾炎表现为尿频、尿急、尿痛、尿血。

肾小球具有滤过功能，循环血液经过肾小球时蛋白、红细胞等留在血液中，而水和少量小分子蛋白形成原尿。原尿中大部分水、白蛋白和葡萄糖会在肾小管重吸收。临床中将肾脏的这种功能形象地比喻为"筛子"的功能。血液从筛子上经过，液体中的小分子成分就会漏下形成尿液。而蛋白、红细胞等大分子物质，就不会漏下去。如果血流正常，对筛子没有压力，就不会在筛子上淤积。只有血压高、血流慢，同时筛子本身又有损害，筛眼变大时，才会把很多血液中的大分子物质漏下去，所以尿里就会出现蛋白、红细胞等。治疗肾炎时采用补肾、活血化瘀法。补肾相当于对筛子进行修补；活血化瘀，促进气血运行恢复正常，相当于减轻对筛子的压力，最后达到治愈的目的。由于儿童的生长力极强，修补能力亦极强。虽然治疗肾脏疾病不打保票一定能治愈（很多因素都会影响治疗），但总的趋势是可以完全治愈的，所以我认为儿童的肾脏疾病比较容易治疗，并且大多数可以完全治愈。

举一个案例说明一下我的治疗思路。有一位患肾炎的王姓儿童，8岁时发病，西医在用激素治疗的情况下，尿中仍有蛋白，用"六味地黄汤"加味进行治疗，服汤药2个月余尿蛋白转阴。后逐渐将激素减量，直到停用激素，各项指标正常。将汤药改成丸药再服3个月，尿常规正常、无腰疼等症状后停药。2年后，因劳累病情反复，西医用激素治疗的同时，加用中药治疗。服汤药治疗几个月后尿蛋白转阴。减激素的同时，改丸药治疗。服丸药半年后检查一切正常停药。后追访，直至上大学其肾炎未再复发。

（二）护眼——养成良好的用眼习惯

儿童从8岁开始学习紧张，学习时间逐渐增长。加上电脑、手机等现代科技产品开始介入生活，使得人们必须关注儿童的用眼卫生并帮助他们养成良好的用眼习惯。这个年龄起儿童近视率开始增加。除了通过眼保健操、耳穴压豆治疗近视眼以外，我认为配眼镜是非常有必要的。

我非常爱看书，在初一的时候把眼睛看坏了，眼睛视力100度，配了眼镜。因为运动打球时容易弄坏眼镜，所以只是在上课的时候戴，下课就不戴。

这样眼镜总是戴了摘、摘了戴，到初三的时候，眼睛的近视度已经涨到375度。从初三以后眼镜戴上就没有摘，并且适当地注意看书的环境，注意看远方，注意看绿色，绝对不躺在床上看书。那个年代没有手机、平板电脑、电脑等，所以一直到了50岁的时候，我的眼睛近视度基本还是375度。通过自身体会，我发现戴了眼镜之后就不要摘了，再养成良好的用眼习惯，近视度就不会进展特别快。有的人怕戴框架眼镜不好看，喜欢戴隐形眼镜。隐形眼镜对角膜的磨损和眼睛的清洁度都有很大的伤害，所以并不提倡儿童戴隐形眼镜。现在医学科技发展迅速，近视眼可以用激光手术修复角膜的屈光厚度，治疗近视。但是如果不养成很好的用眼习惯，手术以后仍然会出现新的问题，这时候就更不好治疗了，所以保护用眼需要注意不要晚上看书，不要在太强的阳光下看书，不要走路看书，更不要在这些情况下使用手机。

临床中我治疗近视眼，一般考虑运用补肾、疏肝的药物进行治疗。比如选用"逍遥丸"配合川芎、菊花。因为中医的理论讲"肝开窍于目，肝得血而视"，也用"杞菊地黄丸"来养眼，还是有一定疗效的。

（三）性早熟

儿童出现性发育、性早熟，多是由于家长在食物的选择方面不当、在药物的选择方面有所偏差造成的。在临床中观察到：常吃油炸食品、南方水果、豆制品等食物，常喝西洋参茶、蜂胶、蜂王浆的孩子容易发生性早熟，或者是骨龄提前。这些情况，我在临床中除了用药物加以纠偏外（比如用知柏地黄丸治疗），还会嘱咐家长一定要在饮食、保健品方面严格注意，以免揠苗助长造成后患。

（四）合理服用维生素

维生素存在于食物之中，人类在进化中"趋利避害"，选择自己需要的食物中也就含有自己需要的维生素，只要不偏食，营养吸收就均衡，一般情况下，身体不需要单独补充维生素。正确使用维生素可以到达预防、治疗疾病的目的，如维生素E可以预防心血管事件、神经退行性疾病等；维生素A、维生素D可以促进骨骼的生长发育。但有些商家出于利益，广为宣传制造

"需求"，使很多家长会给儿童补充许多维生素，以为补充维生素多多益善，可以达到提高免疫力的效果。但其实错误使用或者超量补充维生素，有可能会对儿童的生长发育带来不利影响。曾有报道，美国有 3 万多儿童因服用维生素过量而出现中毒的现象。儿童服用过量的维生素，血液中的铁质就会上升，会增加未来患癌症的概率；过食维生素 E 会导致关节炎；过食维生素 D 会造成肝功能受损。所以我主张"想吃什么，吃什么舒服就吃什么"，尊重人类自我选择的能力。

五、论儿科疾病

（一）对生病的认识

儿童处于不断生长的趋势中，生命力非常旺盛，但是儿童的消化系统、神经系统等各个系统尚未发育完善，即中医所说的"稚阴未充、稚阳未长"，容易受外界环境影响而出现不平衡。

阴阳平衡，代表儿童机体健康。阴阳是处于动态平衡状态，当失去动态平衡，而且超过机体自身的调节能力时就会生病。经过中药调整一下，机体阴阳重新恢复平衡，自会恢复健康。生病是属于儿童生长过程中"正常"的现象。"生病"用计算机语言来说，就是身体状况的"重启"。在使用计算机时，如果出现了乱码，不能正常操作的时候，就需要重启，恢复到它原来的默认程序。同样，当孩子的生活规律被打乱、营养吸收被打乱时，就会被病菌、病毒所侵害，出现身体的不适就会生病。这个时候需要恢复到一个儿童应当有的正常的生活规律，就是"重启"。发热是人体正常的应激反应，生病愈后能获得免疫力。不要任性地、盲目地去打扰正常的生活规律。

在治疗时一定要维护儿童机体阴阳，因势利导，一巧拨千斤，顺应儿童的生长趋势进行治疗。用药物的目的是：引领和调节阴生阳长，不能用药物去干扰儿童的生长趋势，以免对儿童造成永久伤害（如药物性耳聋、四环素牙等）。因此，对于儿童生病家长不必太过紧张，只要认真对待，积极治疗，同时控制好儿童的饮食及作息即可。

儿童上幼儿园后呼吸道感染的概率会增加，很多家长因此就不想让孩子上幼儿园。我认为儿童与成人一样，都具有社会属性，因此必须入幼儿园。在幼儿园里，和其他儿童互相交往，一方面锻炼儿童的社交能力；另一方面，儿童对自己家中的病菌已经有抵抗力，对其他儿童带入的病菌没有抵抗力，儿童到幼儿园把各自家中的病菌带入幼儿园，儿童之间就会互相感染各种疾病；通过休息和正确治疗疾病后，儿童的身体得到康复，他们的体内会获得多种抗体。因此，除了打疫苗以外，生病治愈后是体内获得抗体的必然途径。在幼儿园阶段，儿童身体和思维都得到锻炼，上小学以后就不会因为生病而耽误学业了。

（二）对病毒的认识

病毒是一种微生物，它的结构有一个蛋白质的外壳，核酸是 RNA 或 DNA。RNA 是单链结构，不稳定，容易发生变化；DNA 是双链结构，相对比较稳定，不太容易发生变化。病毒由于结构的原因很难独立存在，一般都寄生于别的细胞之内，靠寄主细胞的营养维持生命。所以"聪明"的病毒愿意和寄主共存，否则寄主死了病毒也随之而亡。病毒在人类诞生以前就存在，所以它是一个古老的微生物，人类能够认识和标记的病毒也就近 1 万种，但是科学家估计世界上的病毒有几十亿种。

"病毒"这个词儿听起来很坏，又是"病"又是"毒"，是个贬义词。实际上一个东西的好坏，是由人的喜欢和厌恶来决定的，喜欢的就说好，厌恶的就用一些贬义的词汇来描述。所以连计算机的一些不好的程序，人们也给起名叫作"计算机病毒"。实际上病毒是一种微生物，在自然界普遍存在。只是从人类的观点出发，才认为病毒有好也有坏，人们就生活在病毒的海洋里。人类和病毒共同生存了千百万年，平时是处于一种和平共处的状态。

《黄帝内经》中曾经说过："正气存内，邪不可干""邪之所凑，其气必虚"。用通俗的话来说，"苍蝇不叮没缝的鸡蛋"，人体正气虚了，就会容易被邪气侵犯，就会生病。比如我们现在所知的"柯萨奇病毒"，会导致儿童患"手足口病"；"乙肝病毒"，会使儿童患"乙型肝炎"；"麻疹病毒"，会使儿童患"麻疹",严重时会引起麻疹转肺炎危及生命;还有"EB病毒",会伤害肝脏、诱发鼻咽癌、导致"噬血细胞增多症"等;又比如"带状疱疹病毒",它是一种"嗜神经根病毒",经常在人的身体内存在,但是只有当人体的免疫功能降低以后才会发病。还有好多病毒都是这样,如水痘病毒、沙眼病毒等,所以对病毒不要惧怕,只要自己本身足够强壮就不容易被病毒侵犯。

病毒侵犯儿童一般会出现三种情况。第一种情况,平素儿童的身体纤弱,免疫力太差,病毒一旦侵犯,导致后果严重,这时候需要进行治疗,加强儿童的免疫力,抵抗病毒,使身体快速恢复。第二种情况,儿童的免疫力很好,感染后症状轻微,稍微调整阴阳达到一种新的平衡即可。第三种情况就是儿童被病毒侵犯以后产生的过度免疫,这时候会消耗很多的能量,会消耗气、血,会消耗营养物质,导致了病情变得严重。

病毒为什么会产生变异呢?生物生存的法则:"适者生存,趋利避害。"既然病毒要想生存,它就要趋利避害,它就要适应外界的环境。一旦外界环境有所变化,病毒就要通过变异来适应。古时的气候和现在的气候不一样,古时的环境和现在的环境也不一样。工业化的进程,空气、水的污染,气候的剧烈变化都会使得病毒为了生存而产生变异。

在一定的环境下,原来病毒和人相互之间这种平衡关系就会被打破。日常生活、工作中,经常喷洒各种消毒药水,用一些药物治理病虫害,对环境造成的一些化学成分药物污染、消毒剂的污染,这些都会迫使病毒为了适应生存而变异。

病毒的变异,打破了人和病毒原来的相互依存、相互制约的平衡关系,而人体就不适应新变异以后的病毒,于是就产生了新的一轮的互相斗争,比如SARS、新冠病毒等,所以我们既要防止环境上的过度防疫,也要防止人体自身的过度免疫。临证中,强调一定要提高儿童的免疫力,儿童本身具有强大的生长力,能够使得免疫力逐渐强大。只要在儿童每个不同的生长阶段,关注儿童身体发生的不同变化,维护儿童的生长力,就是在提高儿童的免疫力。养护与治疗中,一再强调不要伤害儿童的生长力,不要抑制儿童的生长力。这样儿童的免疫力就不会受到伤害，不会受到抑制。

中医的理念，无论是对环境，还是对人体都是"阴平阳秘，精神乃治"，都是调摄阴阳，以平为期。要达到"以和为贵"，即和平共处、共存，而不是进行互相杀灭。临证中，我一直坚持中医的理念来对待儿童的生理、病理、健康、疾病、保养等。

对于病毒的治疗方面，我也一直秉承着中医治疗疾病的理念，即调摄阴阳，以平为期，注意保护孩子的生长力，而不去伤害它。所以治疗水痘、麻疹、手足口病及EB、乙肝、带状疱疹等病毒感染的疾病时，都是以调理气血、阴阳为主进行治疗，并没有特效的药物，也没有选择专门的抗体。

西医通过研制疫苗达到消除或减弱某种疾病传播的目的。比如治疗麻疹有麻疹疫苗，治疗带状疱疹的疫苗也已研制成功。还有一些针对特定的疾病（如天花、狂犬病等）研制的疫苗也已相对成熟。而针对SARS、艾滋病等疾病的疫苗，还没有研制成功。在这些传染性强的病毒疫苗还没有研制出来前，最好的、最基本的方法就是让孩子的身体好、免疫力强，用中医的这种理念去指导治疗。

第二章 自 拟 方

我在诊疗过程中，通过与患儿聊天、画画的方式看病，所以他们都喜欢找我看病。他们的父母反映孩子们爱喝我开的汤药，不仅疗效好、见效快，还能起到调节胃口、增强体质的作用。由于找我看病的患者太多，我已逾"不惑"之年，精力有限。一些聪明的家长，就把给她孩子开的有效处方留下来，甚至有的家长把孩子经常患的疾病的处方，抓上几剂留在手头。孩子刚发病，有相似症状时立刻煎煮及时服用，孩子的病情就能得以控制甚至不用来门诊诊治便痊愈了。遇到不太确定情况或有疑惑时，给我的学生打电话咨询，我的学生根据病情给予指导，孩子疾病便很快痊愈。这样家长省心，孩子受益。

受到家长们这种做法的启发，我思考能否根据儿童常见病的病症预备一些成药，解决患儿就医难的问题。在长期的临床诊病过程中，越发深刻体会儿童乃"纯阳之体"，生长功能旺盛，生长迅速，但"稚阴未充，稚阳未长"，即各脏腑器官发育不完全，气血调节功能尚不成熟，因而小儿易"阴阳失衡"，表现为发病急、进展快。如用药及时、治疗准确、护理得当就能控制病情发展，使身体快速恢复健康。因此，把临床中有效处方的药物粉碎成粗末，用袋泡药茶的形式装袋保存，并给家长们说明注意事项和组合运用方法，需要时用热水冲泡或者稍微煮 3~5 分钟即可代水服用，并把这一系列袋泡茶起名为"祝氏儿科家庭保健系列袋泡茶"。儿童保健系列袋泡茶于是应运而生，它不仅可以让孩子生病初起得到及时治疗，而且可在疾病将愈时起到巩固疗效的作用。家长用起来得心应手，快捷方便，也避免了家长担心孩子到医院就诊时因交叉感染而使病情加重的顾虑。有的家长带孩子到外地旅游时也会带上儿童保健系列袋泡茶，有安全感，无后顾之忧。很多妈妈反映：有了"祝氏儿科家庭保健系列袋泡茶"，心里就有底了。孩子服用儿童保健系列袋泡茶后很长时间都不生病，抵抗力增强，个子长高，全家受益。儿童保健系列袋泡茶深得家长们的喜爱与信任，甚至有的家长出于好心，拿自己孩子的儿童保健系列袋泡茶给朋友的孩子用，效果也不错。但我想说明一点：儿童保健系列袋泡茶是根据孩子的具体病情给开的，只有经诊治过的儿童才能运用。如果未经诊治私下服药对孩子可能不利，请家长们理解。

在临床中运用儿童保健系列袋泡茶的主方是三根汤（葛根、芦根、白茅根），根据儿童不同的病症，配有咳方、鼻方、咽痛方、发热方、肺炎方、过敏方、开胃方、便秘方、抽动方等，家长可以根据孩子不同的情况给予服用。据统计：小儿保健系列于 2007 年开始推行，至今已有十多年，仅在杏园金方国医院已使用儿童保健系列袋泡茶近 3 万份。

儿童保健系列袋泡茶是应患者需求而生，在实践中不断完善，已经达到了为家长解忧、为患儿驱除病痛的初衷。

一、山五汤

2015 年 5 月我在整理父亲的笔记时，见笔记中有记载山五汤："山栀子、钩藤、五味子、生龙骨、生牡蛎治抽搐。"分析药物配伍关系，与抽动障碍病机甚合，遂用于临床，治疗效果甚佳。栀子，清透郁热；钩藤，善清心包之火，泄肝经之热而息风定惊止搐；五味子，宁心安神；生龙骨、生牡蛎相伍益阴潜阳，镇静安神。生龙骨、生牡蛎富含天然钙离子，钙离子在酸性环境下溶解度增大，生龙骨、生牡蛎配伍五味子可以缓解肌肉痉挛引起的抽动。全方清热镇静息风而治抽动。治疗儿童抽动障碍以"山五汤"为专方，再因人而异选方药与其相合，整体调治。纳差、俯卧眠等脾胃虚弱者，加小建中汤或归芪建中汤健脾温中；便秘，干燥如球，甚则肛裂者加生地黄 20g 滋阴通便；便秘不干，数日一行，大便不畅或伴腹胀者，合枳术丸健脾理气通便；盗汗者，合生脉散养阴敛汗；自汗、体虚易外感者，合玉屏风散益气固表；鼻炎、腺样体肥大者，合都梁丸通鼻窍；眨眼者，加菊花清肝热；咽不利者，加牛蒡子、板蓝根清咽利喉；颈项转动不利者，加葛根舒筋通脉；兼咳嗽者，改生龙骨、生牡蛎为黛蛤散清热化痰；内热重者，加三根汤（芦根30g、白茅根30g、葛根15g）清气分、血分之热，引热从小便而走；胆小、易惊、多梦者，合温胆汤理气化痰、安神止惊；晕车者，合苓桂术甘汤温阳化饮；爱哭、嗜甘者，合甘麦大枣汤养心安神。另外，注重口感，嘱咐家长，多煎药汁，以药代水饮，大便干者加儿童蜂蜜，胃口欠佳者加红糖。

案例 张某某，女，6岁，2019年9月6日初诊。

【主诉】患儿吸鼻子7个月，伴清嗓子5个月、眨眼3个月、翻白眼1个月。

【现病史】患儿于2019年2月初出现吸鼻子症状，无其他伴随症状，北京某医院按过敏性鼻炎诊治效不显。2个月后发现伴随清嗓子症状，未予重视。4个月后出现频繁眨眼，按过敏性结膜炎诊治效不显。6个月后出现左眼斜视、翻白眼，遂于8月23日在北京某医院诊为抽动障碍。现症：吸鼻子，挤眉，频繁眨眼，左眼斜视翻白眼，清嗓子，盗汗，性急，便干成球，纳可，动则四末凉，嗜酸。舌偏红，唇红。左脉沉滑数，右脉沉弦数；手心热汗。

【个人史】出生时体重近3kg，剖宫产（孕早期孕酮低），混合喂养。

【中医诊断】肝风内动，气阴两虚，阴阳失调证。

【处方】炒栀子3g，钩藤（后下）10g，五味子5g，生龙骨（先煎）30g，生牡蛎（先煎）30g，党参5g，麦冬5g，生麦芽30g，大枣3枚，生地黄20g，桂枝5g，白芍10g，菊花5g，炙甘草6g。28剂，水煎口服，代水饮。

【二诊】2019年10月13日：患儿服药后眨眼、抽动止。现症：夜眠时气粗，心烦，大便可。舌红，苔白，唇红。右脉沉细滑，左脉沉细弦；手心热汗。处方：守上方加百合10g。28剂，水煎口服，代水饮。

【随访】2019年12月17日，患儿抽动愈后曾患重感冒，症状复发，自服二诊方后症状消失。

案例解析　一诊：患儿肝风内动，风邪窜扰经络，见挤眉、眨眼、左眼斜视、翻白眼、清嗓子症状，予山五汤清热镇静、息风止痉，菊花疏风清肝火止痉。性急，予甘麦大枣汤养心安神。气阴两虚，心阴不足见盗汗，肠道津液亏虚见大便干成球，予生脉散益气养阴敛汗，生地黄滋阴润肠通便。阳气不足，不能温通四肢，见动则四末凉，予小建中汤温中通脉，兼调和阴阳。

二诊：患儿服药后抽动止，效不更方，加百合10g清心安神。

二、黛鱼方

黛鱼方由鱼腥草、黛蛤散组成，为治疗咳喘常用对药。其中鱼腥草清热解毒、排脓消肿、利尿除湿、健胃消食，西医药理研究其亦有抗菌、消炎、增强免疫力的作用；南方称"折耳根"，广泛被当成菜食用。黛蛤散清肝利肺，降逆除烦。临床中黛蛤散中青黛与煅蛤粉比例因医院的配比不同，存在两种规格，为1∶3或3∶17（青黛5g、煅蛤粉15g或青黛3g、煅蛤粉17g）。青黛具有清肝热解毒的作用，煅蛤粉具有镇痉止咳的作用。鱼腥草与黛蛤散合用可清热祛痰、利肺止咳，组成黛鱼方，治疗咳嗽痰多，咳震胸痛，深痰不易咳出的痰热阻肺，肝火犯肺证疗效显著。临床中，经常把黛鱼方和其他的药物配合使用，效果相得益彰。

三、聪明方

聪明方由桂枝、白芍、生龙骨、生牡蛎、石菖蒲、远志、五味子、益智仁、甘草组成。桂枝、白芍、甘草组成"桂枝剂"，调阴阳开脾胃；生龙骨、生牡蛎、五味子、益智仁平肝益肾、安神镇静；石菖蒲、远志交通心肾、安眠定志。长期熬夜耗伤阴血者加龟甲、制鳖甲增强滋阴养血作用。该方具有镇静安神、促进睡眠的作用，适用于考试前比较敏感、容易精神紧张、临场发挥不佳以及注意力不集中的学生。

案例 侯某某，女，13 岁，2015 年 6 月 13 日就诊。

【主诉】烦躁 1 个多月。

【现病史】中考临近，患儿近 1 个月容易烦躁，口干，不思饮。伏案学习时间长则项部肌肉酸疼。大便可，每日一行。舌偏红，唇红润。左脉沉细弦滑，右脉沉细滑；手心热汗。

【处方】桂枝 10g，白芍 20g，煅龙骨、煅牡蛎（先煎）各 30g，炙甘草 6g，石菖蒲 10g，远志 10g，五味子 5g，益智仁 20g，知母 10g，生黄芪 20g，升麻 5g，百合 15g。14 剂，水煎服，每日 2 次。

【随访】2015 年 7 月 18 日，家长反馈患儿服上方后情绪稳定，中考成绩增加 30 分。

案例解析 该患儿平时学习成绩优异，近日临近中考，情绪烦躁，内热伤阴，见口干。脾胃运化水液功能失常，见不思饮，故选聪明汤调脾胃、安神益智，加知母、百合除烦养阴，生黄芪、升麻升提脾胃之气，气足以养脑。患儿服药后情绪稳定，睡眠、饮食正常，提高了临场发挥的能力，故服药后成绩提高。使用聪明方提分的前提是平时用功学习，临近考试前，起到安神定志、助眠的作用，增强临场发挥能力。

四、开胃方

孩子有时候吃不下饭，没胃口，家长很着急，所以我就组了一个方子称开胃方，由苏叶、姜半夏两味中药组成。苏叶芳香开胃，姜半夏降胃气、镇静安神，且具有祛痰祛湿止呕、温化寒饮的作用。邵玉玺老大夫把半夏当作镇静安眠药用，而且用量比较大。我请教他的时候，他讲："临床体会半夏镇静的作用是很强的，能使副交感神经兴奋、唾液分泌。"用苏叶和姜半夏组方，很多孩子吃了以后，胃口大开，屡用不爽，所以一般将其作为快捷方式的对药来运用。

五、便秘方

便秘方由生地黄和莱菔子组成，儿童的便秘往往是由于肠道蠕动功能不佳，或是肠道的津液缺失引起的。生地黄有滋肾阴、润肠燥的作用，它能促使肠道津液的分泌，莱菔子是萝卜的成熟种子，有下气润肠的作用，能促进肠蠕动。以这两味药相配组成了便秘方。如果力量还差一些，有时候我还会加入枳壳。枳壳能够促进肠蠕动，这样一来可共同解决孩子的便秘。临床中即使是数天不排便的儿童，我一般也不用很强作用，像大黄这类通下药去往下强通，而是愿意用一些很柔和的药去润通一下。因水液运化紊乱，导致便秘、多饮、多尿，用"五苓散"调节水液运化，治疗便秘取得显著疗效。

六、三根汤

三根汤由芦根、茅根、葛根组成。芦根、茅根，是我的外公施今墨先生《施今墨对药临床经验集》中的一组对药。茅根味甘而不腻膈，性寒而不碍胃，利水而不伤阴，善清血分之热；芦根味甘而不滋腻，生津而不恋邪，专清气分之热；后来我的父亲在这个对药的基础上加入了葛根，组成了三根汤，葛根味甘、辛，性平，滋养津液，有通行膀胱经、解表散邪、升清止泻、生津止渴的功效。三药合用，清热解表又兼顾生津止泻。且三根汤味甘而药味淡，符合儿童需求特征，儿童服此方时完全没有服中药的痛苦。一般在患病初期气血有热的时候用效果不错，对于一般的感冒初起，轻微发热、周身不舒服、吃饭不香、腹泻都可起到治疗作用。很多孩子妈妈在家里都备有一些三根汤，孩子刚有稍稍不适时，就用这个方子煮水后当水喝，就可把这病给解了。

七、腹泻方

在《中华药海》中记载神曲为鲜辣蓼、鲜苍耳、鲜青蒿、杏仁、赤小豆、白面或麦麸混合拌匀发酵后而得的曲剂。本品古人多取诸神聚会之日造之，制成后为曲剂，故名。神曲生用健脾养胃发表，炒用行气消积止泻。炒神曲治疗婴幼儿腹泻的药理机制，千万不要用单一的思维模式去理解中药，不能简单地唯成分论，神曲由多种物质发酵而成，再经人体消化吸收，具体发生了多少复杂的化学反应，现在的医疗科技水平还不能完全阐述清楚。婴幼儿腹泻是我国婴幼儿常见的疾病之一,是一组由多病原、多因素引起的以大便次数增多和大便性状改变为特点的消化道综合征。6个月~2岁婴幼儿发病率高,1岁以内患儿约占半数,是造成儿童营养不良、生长发育障碍的主要原因之一。我的父亲擅长用炒神曲30g治疗婴幼儿腹泻,后经多年临床验证确有良效。

案例一 金某,女,1岁半。

【主诉】腹泻2个月。

【现病史】患儿曾求治于多家儿童医院,服用乳酶生、酵母、胰酶等药,效不显,请祝谌予祝老诊治,细询之,患儿平素贪食,近2个月来腹泻而不思食,实为内有积滞、脾胃失和。

【中医诊断】积滞腹泻。

【处方】炒神曲30g,磨成极细末,加热调成糊状,加红糖适量(以甜为度),日服2~3次。

案例解析 患儿家长带患儿多方治疗,服药后甚多无效,而祝老仅开一味药如何能治,但景仰祝老之名望,姑且试之。谁知患儿仅服2剂腹泻即止。并云:"我孩子的病花了几十元钱都没有治好,而用祝老开的药仅花四分钱就治好了。"所以只要药证相合,花钱少可治大病。

案例二 刘某,女,6个月,2012年6月17日初诊。

【主诉】腹泻2天。

【现病史】患儿2天前出现腹泻,黄绿便,大便腥臭,每日5~20次。舌红,唇红。指纹紫,未至风关。

【个人史】出生时体重2.25kg,顺产,纯母乳喂养6个月。

【中医诊断】乳食积滞。

【处方】①内服方:炒神曲30g,炒白术10g,甘草5g。7剂,水煎口服,代水饮。②外用方:花椒适量炒至冒青烟,纱布包裹温敷肚脐。

【二诊】2012年6月24日:患儿服药后大便次数减少,每日2次,黄绿便,大便腥臭,食母乳可,矢气,盗汗,吃奶汗出。舌偏红,唇偏红。指纹不清。处方调整为焦三仙各30g，生黄芪10g，炒白术10g，防风5g，党参5g，麦冬5g，五味子5g，甘草5g。7剂，水煎口服，代水饮。

【随访】患儿服药后腹泻愈。

案例解析　腹泻、大便腥臭，为乳食积滞所致，指纹紫为寒邪所伤，故以炒神曲健脾和胃止泻，白术健脾。以炒花椒外用敷脐驱寒止泻。患儿服药后大便减为每日2次。吃奶出汗、盗汗，为气阴不足之证，予玉屏风散益气固表，生脉散益气养阴止汗。

第三章　验案精选

祝谌予祝老说过：儿科病多见于停食、着凉，容易治疗。但是随着医生的疗效好出了名，许多遗传病、疑难病就会找上门来，那时就不容易治疗，也不容易有好的疗效，必须更加刻苦钻研，才能有所收获。在治疗常见病、多发病时，如：小儿感冒、慢性鼻炎、过敏性鼻炎、腺样体肥大、儿童发热、疱疹性咽峡炎、咳嗽、湿疹、荨麻疹、厌食症、停食、便秘、婴幼儿腹泻、遗尿症、抽动障碍、夜啼、多汗、头发黄稀等，采用"快捷方式"即"方证对应，药症对应"，可以治疗大部分常见病。"快捷方式"是基于对于中医理论的掌握和熟练运用，以及大量临床中积累、总结出来的经验。熟练运用可以起到"简、便、廉、验"的作用。这些对应的方药也可以看成一个个单元，临证时进行组合、加减，熟练后出方快，疗效显著。"快捷方式"体现了"固阳气、养阴津、调阴阳"的儿科学术思想。"快捷方式"的具体运用，会在以下的验案中说明。

一、咳嗽

咳嗽是常见病，很多儿童容易咳嗽，如果治疗不当会转变成肺炎或者哮喘等，古语说"伤风不醒，便成痨"，可见及时治疗是非常必要的。治疗咳嗽主张：见咳不治咳而治痰。这次所选的病例各有特点。所用的"快捷方式"，快而准，效果很明显。在用药思路上也加以说明，供大家参考。

治疗咳嗽时一定要忌口。这是很多医生容易忽略的细节。儿童生病后脾胃运化功能减弱，进食荤腥油腻等食物会导致痰邪内生。根据临床经验，我把咳嗽期间忌口归为"十诫"：煎炸烧烤，荤腥油腻，辛辣以及凉的食物。其中凉的食物包括水果、凉菜和饮料。咳嗽期间，如果想给孩子吃水果，可以将水果和橘子皮一起煮后再吃。在下面的病案中都嘱咐了忌口，案例解析中不再赘述。

咳嗽见愈时，往往改成了"祝氏儿科家庭保健系列袋泡茶"，由家长自行根据具体情况进行调整。

需要注意的一点，有的孩子患肺炎一开始并不发热，只是咳嗽或者只发热，医生需要认真鉴别是否有患肺炎的可能。如果考虑可能患有肺炎者，建议尽快到医院拍 X 线查看。比如在临床诊疗中，一患儿突然发热，晚上39.3℃，早晨高达40.2℃，这时就要考虑患肺炎的可能。此患儿家长出于对我的信任，坚持吃中药治疗，于是用麻杏石甘汤配鱼腥草治疗后很快痊愈。中医治疗肺炎有着非常好的疗效，再一次说明中医治的是生了病的孩子。即使没有明确西医的诊断，服汤药也可以治愈。

案例一　晏某某，男，3岁，2006年8月20日初诊。

【主诉】咳嗽1周，伴流涕。

【现病史】患儿平素易患外感、咳，咳则服消炎药。1周前受凉后出现咳嗽、流鼻涕。现症：咳嗽痰动，流涕，纳差，纳少；易急，大便可；舌偏红暗，苔薄白。左脉沉细滑，右脉沉滑；手心热汗。

【个人史】出生时体重3.2kg，母乳喂养1个月。

【中医诊断】营卫不和，痰热蕴肺证。

【处方】桂枝5g，白芍10g，甘草5g，前胡10g，黛蛤散（布包）20g，荆芥穗5g，三根汤。5剂，水煎服，代水饮。

【随访】患儿服药后咳愈。

案例解析　患儿平素脾胃虚弱，纳差，纳少，易患外感咳嗽，投以小建中汤，既解表调和营卫，又建中治其本。咳嗽痰动，予前胡降气化痰、散风清热，黛蛤散清热化痰。荆芥穗解表散寒止涕。三根汤中葛根解肌散寒，芦根、茅根清热，引邪从小便而走。

案例二 谢某某，男，3岁6个月，2016年12月2日初诊。

【主诉】咳嗽2周。

【现病史】2周前患儿出现咳嗽，咳深，痰音，黄涕。现伴见盗汗，目眵，口臭，纳差，便粗、时干，每1～3日一行。平素易患感冒发热。舌红，舌腰－胃沟，唇红。左脉沉细弦滑，右脉沉细弦；手凉。

【个人史】出生时体重2.5kg，早产近1个月，顺产，纯母乳喂养6个月。

【中医诊断】痰热蕴肺，肺脾虚弱证。

【处方】生黄芪10g，桂枝5g，白芍10g，当归5g，黛蛤散（布包）20g，鱼腥草（后下）20g，甘草5g，前胡10g，五味子5g，党参5g，麦冬5g，白前5g，杏仁（后下）10g。7剂，水煎服，代水饮。忌煎、炸、烧、烤、荤、腥、油、腻、凉、辣的食物。

【二诊】2016年12月16日：患儿服药后咳止，痰减少，纳可，盗汗轻，大便不干，每2～3日一行。舌红，舌腰－胃－心沟，唇红。左、右脉均沉细滑；手心热，手指凉。给予三根汤12袋，鼻方6袋，咳方6袋，便秘方6袋。

案例解析 患儿咳嗽2周，时间较长，平素易患感冒发热、口臭、纳差、手凉为脾胃运化功能弱，土不生金，表阳不固，肺脾虚弱，阳气不达四末的表现，选归芪建中汤益气建中，补肺脾气。"汗为心之液"，夜间盗汗，为心阴不足。阴血不足亦可导致大便干粗，以生脉散养阴敛汗，二方合用，调气血、调脾胃以扶正气。痰热蕴肺，肺失宣降，见咳嗽、咳深、痰音、黄涕，予前杏鱼甘汤合黛鱼方疏风清热化痰。整个方剂，标本同治，扶正与祛邪并用，药后咳止、痰减少、盗汗减轻，予祝氏儿科家庭保健系列袋泡茶善后。

案例三 纪某某，男，3岁7个月，2016年12月9日初诊。

【主诉】咳嗽1个月余，发热5天。

【现病史】患儿于1个月余前出现咳嗽，5天前出现发热，体温波动在38.4～38.9℃。1天前于北京某医院做X线提示：双肺散在渗出，考虑炎性。

现症：咳嗽，有痰，纳差，无思饮，胃堵。舌红，苔白满，舌腰－胃－心沟，唇红。左脉沉细弦涩，右脉沉细滑数；手心热。12 月 8 日血常规查嗜酸性粒细胞低，白细胞正常。

【中医诊断】少阳郁热，痰热蕴肺证。

【处方】小柴胡汤加黛鱼方。三根汤，黛蛤散（布包）20g，鱼腥草（后下）20g，杏仁（后下）10g，北柴胡 10g，黄芩 5g，姜半夏 5g，甘草 5g，牛蒡子 10g，金荞麦 10g，生麦芽 30g，大枣 3 枚。3 剂，水煎服，代水饮。

【随访】2016 年 12 月 16 日，家长反馈患儿服药后开始热退，咳嗽渐愈。

案例解析 患儿咳嗽 1 个月余，里证未除，近日又复感外邪，而见发热。发热，纳差、胃堵为少阳证，予小柴胡汤和解少阳。痰热蕴肺见双肺散在渗出、咳嗽有痰，给予黛鱼方清热化痰，杏仁肃降肺气，金荞麦、牛蒡子清热解毒，金荞麦助黛鱼方排脓化痰，生麦芽、大枣和胃。

案例四 常某某，男，1 岁 4 个月，2015 年 2 月 3 日初诊。

【主诉】咳嗽 5 天，伴发热 1 天。

【现病史】患儿 5 天前受凉后咳嗽，有痰音。1 天前发热，体温 37.5℃。夜咳甚，气促，无涕，两日一行。刻下症：体温正常，汗可，大便偏干，纳差，弄舌。舌红，舌腰－胃沟，唇红。左脉沉细滑，手心热汗；右脉沉细滑，手心热。

【中医诊断】外寒肺热证。

【处方】麻杏石甘汤加黛鱼方。炙麻黄 3g，杏仁（后下）10g，生石膏（先煎）30g，黛蛤散（布包）20g，鱼腥草（后下）20g，三根汤，姜半夏 5g，前胡 10g，苏叶 5g，甘草 5g。7 剂，水煎服，代水饮。嘱今晚、明天若发热，仍服此药。热退后撤生石膏。

【二诊】2015 年 2 月 10 日：患儿服药 1 天后热退、咳嗽明显减轻。昼偶咳，咽有痰。纳差，便可，俯卧眠，卧不安。舌偏红，舌腰－胃－心沟，唇红。左脉沉细滑，手心热；右脉沉细滑，手心汗。处方调整为桂枝 5g，白芍

10g，苏叶5g，姜半夏5g，茯苓10g，鱼腥草（后下）20g，甘草5g。7剂，水煎服，代水饮。

【三诊】2015年3月2日：患儿服药后咳愈。偶有痰，无涕，目眵多，纳食好转，无恶心，大便一日1~2次，便前段干，俯卧眠。舌红，苔白满，唇红。左、右脉均沉细滑；手心热汗。处方调整为桂枝5g，白芍10g，生甘草5g，三根汤，生地黄20g。7剂，水煎服，代水饮。

案例解析 一诊：患儿外感后发热、夜咳甚，气促，为风寒袭表、闭塞肌表、痰热内盛之证，选麻杏石甘汤解表清里，黛鱼方清热化痰。脾胃功能较弱，见纳差，加姜半夏、苏叶和胃化痰，姜半夏佐制黛鱼方的寒性，苏叶可助麻黄解表散寒。加三根汤，其中葛根助麻黄解表，芦茅根清气分、血分之热，且引热邪从小便而去。

二诊：患儿服药后热退，咳嗽减轻，但仍有纳差、俯卧眠等脾胃虚弱证候，以小建中汤温中健脾，苏叶配姜半夏解表散余寒、化痰和胃，姜半夏配鱼腥草一温一凉，化痰止呕不伤胃气。

三诊：患儿服药后咳止，纳食好转，仍有少许痰，故仍以小建中汤温中健脾。大便前段干，为肠道津伤所致，加生地黄润肠通便。目眵多，苔白满，为气分有余热所致，加三根汤清透热邪。

案例五 戈某某，女，3岁，2008年4月12日初诊。

【主诉】咳嗽1周。

【现病史】1周前患儿无明显诱因出现咳嗽，咯黄痰，清涕，俯卧眠，纳差，大便干成球。现症：面色黄褐少华，下眼睑浮肿，手心凉汗。舌尖、边红点，贯纹，唇红。左脉沉滑，右脉沉细弦滑。

【个人史】出生时体重2.6kg，顺产，母乳喂养4个月。

【中医诊断】风热袭肺，肠燥津伤证。

【处方】前杏鱼甘汤加减。前胡10g，荆芥穗5g，杏仁（后下）10g，甘草5g，法半夏5g，鱼腥草（后下）20g，苏叶5g，芦根30g，莱菔子10g。7剂，水煎服，代水饮。

【二诊】2008年5月10日：患儿咳嗽周余，服西药咳嗽未见明显改善；遇凉则咳，黄痰；纳欠佳、纳食量少；大便干成球；舌尖、边红，唇红。左脉浮滑数，右脉沉滑数；手心热汗。处方调整为前杏鱼甘汤合小建中汤加减。前胡10g，荆芥穗5g，杏仁（后下）10g，甘草5g，法半夏5g，鱼腥草（后下）20g，苏叶5g，芦根30g，桂枝5g，白芍10g，莱菔子10g。7剂，水煎服，代水饮。

【随访】患儿服药后病愈。

案例解析　患儿一诊、二诊均因咳嗽前来就诊。一诊、二诊时患儿均表现为咳嗽、黄痰、流鼻涕、大便干成球、纳差、俯卧眠。患儿出生时体重2.6kg，纯母乳喂养4个月，说明体质欠佳。俯卧眠、纳差是胃弱的表现，营养吸收不好则免疫力差。两次均因外感风寒化热，热邪伤肺出现流清涕、咳嗽、黄痰。"肺与大肠相表里"，肺热故大便干成球，故以"前杏鱼甘汤配荆芥穗"疏风清热化痰治疗外感咳嗽，苏叶配法半夏祛湿、开胃、治痰，莱菔子"降肺气"通肠道，芦根清气分热。二诊时考虑患儿反复外感咳嗽，上次咳嗽刚愈，又出现咳嗽，加"小建中汤"调补脾胃，"标本兼治"，服药后咳嗽渐愈。

案例六　戈某某，女，3岁，2008年6月15日初诊。

【主诉】发热2天，体温最高40.2℃。

【现病史】患儿昨夜起发热39.3℃，服对乙酰氨基酚后37℃，今晨体温最高40.2℃。无咽痛，无咳嗽，偶有黄痰，汗不多，便干。舌尖、边红，舌面红点，舌中腰－胃沟，唇红。左脉沉滑数，右脉浮滑数；手心热汗。

【中医诊断】外寒内热，腑有热结证。

【处方】麻杏石甘汤加减。麻黄5g，杏仁（后下）10g，甘草5g，生石膏（先煎）30g，芦根30g，茅根30g，生地黄20g，鱼腥草（后下）20g，紫雪散1.5g。3剂，水煎服，代水饮。嘱忌口，需要拍X线片排除肺炎可能。

【随访】2008年8月30日，家长反馈患儿服上方2后剂热退病愈。

案例解析　此次高热未伴咳，但是考虑夙有肺热（痰黄、便干），需要排除肺炎可能。选用"麻杏石甘汤"清除肺热，芦根、茅根、生地黄、鱼腥草气血兼顾，加以调理。关键是用"紫雪散"釜底抽薪！"紫雪散"为中医三宝之一，"高热、便秘干"为其使用指征，只要认证准确，3岁以下，顿服半瓶，4岁以上，顿服1瓶，以通便为度。

咳嗽小结

从以上案例可以看出，治疗外感咳嗽时主要还是遵循施老的"清解法"。咳嗽早期选用辛温配伍甘寒之品，外透邪气，内清里热。《难经》曰："形寒饮冷则伤肺""肺为娇脏，寒热皆所不宜"，因此，把握寒热药物的比例尤为关键。咳嗽初起用药过于寒凉，外邪被寒凉药物闭锁于肺；用药过于辛温，则易化热，导致热邪闭肺，而易发生肺部疾患。咳嗽是人体自我保护祛邪外出的一种措施，医者亦不能见咳就止咳，运用镇咳药物，当选用宣肺降气来调理气机升降，肺气宣则痰出咳止。

除了辨别寒热的比例之外，我认为饮食的忌口亦为重中之重。前面提到了咳嗽的忌口"咳嗽十戒"，不再赘述。咳嗽十诫，看似简单，其实是依据肺脏的生理特点总结而成，对于咳嗽的治疗和恢复起着很重要的作用。如果没有医嘱，或者没有遵循医嘱，都会造成患者在治疗过程中病情反复。

通过多年的临床观察，认为大多数抗生素性偏寒凉，而现在抗生素的广泛应用，导致很多儿童使用抗生素治疗后反而易出现反复呼吸道感染，同时儿童的免疫力下降。我认为不能完全禁用抗生素，但是不能滥用。临床外感咳嗽应慎用抗生素。

二、发热

小儿发热是机体受到外邪侵袭发生的应激反应。中医治则为"热者寒之"。总的治疗原则是"清解法"。在表，风寒表实证重者以麻黄汤解表散寒，轻者以荆芥穗、防风、苏叶解表散寒；半表半里者，小柴胡汤和解表里，且重用柴胡退热；表寒内热，伴咳嗽、喘促者，以麻杏石甘汤解表清里热；三阳合病者，柴桂合方加生石膏。有里证者，加生石膏；咽喉肿痛者，配桔梗、玄参、牛蒡子、蝉蜕等清热解毒利咽；高热，未见大便不通者，加羚羊角粉清热解毒，防止高热惊厥；伴大便不通者，加紫雪散清热解毒、通便。午后潮热，舌苔腻者，以三仁汤清化湿热；病毒感染，咽部有滤泡、疱疹者，以银翘散清热解毒利咽。

在下面举的案例里有儿童经常出现发热的治法：柴桂合方加生石膏、小柴胡汤加羚羊角粉、小柴胡汤加紫雪散、麻杏石甘汤等。基本包括了外感发热的一般治法，并且注重孩子发热后、身体气血大伤后的调养。

案例一 贾某某，女，9 岁，2018 年 9 月 14 日初诊。

【主诉】发热 1 周。

【现病史】患儿近 1 周每晚高热至 38～39℃。5 天前找医生诊治，体温最高 39℃。恶寒，肌肉痛，头痛，关节疼，大便臭（用药后大便次数增多）。无咽痛。查体：咽红，扁桃体无肿大。舌尖红，舌根苔厚，唇红。脉浮滑数，沉按兼紧；手心凉汗。查血常规：白细胞 3.15×10^9/L，C 反应蛋白 31.28mg/L。诊断：上呼吸道感染。处方：柴葛解肌汤加生石膏合升降散加减治疗 3 天。患儿服药后高热退，但仍到下午低热。2018 年 9 月 11 晚发热，服退热药后热退。9 月 12 日，发热，头痛，乏力，纳差，咽痛，下午低热，眼睑红，纳差，大便可，每日一行。舌红，苔白厚，唇红。脉濡滑。他医又予甘露消毒丹加减。服药后仍夜间发热。于 9 月 14 日前来就诊。刻下症：夜间发热，俯卧眠，纳差，便干，服中药后便溏，高热时手掌心出红疹，热退后消退。前时目红、胃痛、胃胀、嗜咸、眠差。舌尖、边红，苔白满；舌腰－胃－心沟，唇红。左脉沉细弦数，右脉沉细弦滑数；手心热汗。

【中医诊断】三阳合病证。

【处方】柴桂合方加减。柴胡 10g，黄芩 5g，姜半夏 5g，生甘草 5g，三根汤，桂枝 5g，白芍 10g，蒲公英 10g，青连翘 10g，石菖蒲 5g，远志 5g，生石膏（先煎）30g。3 剂，水煎服，代水饮。

【随访】患儿服药后热退，各症消。

案例解析 该患儿自幼患湿疹、哮喘。服中药后，患儿过敏、哮喘很快好转。出于对中医的信任，自此凡是遇到感冒、咳嗽、哮喘发作时均前来寻求中医治疗。该患儿先服柴桂合方和升降散高热退，仍夜间发热、咽痛，提示外感未解，里热未清。应当继续以柴桂合方加减，而某医生见其舌苔厚腻，认为是湿热蕴蒸证，改为甘露消毒丹加减，缺少解表药，表证未解，所以热未退。接诊时，患儿夜间发热、纳差、胃痛、便干、高热时手掌心红疹，仍为表证未解，与《伤寒论》第 146 条"伤寒六七日，发热，微恶寒，肢体烦疼，微呕，心下支结，外证未去者，柴胡桂枝汤主之"病机相符，故投以柴桂合方加生石膏和解表里、清里热；热邪上犯于目、咽喉，见目红、咽痛，加蒲公英、连翘清热解毒利咽；热邪扰神则眠差，加石菖蒲、远志宁心安神；三根汤清热透邪，清气分、血分之热。

案例二 普某，男，2 岁，2015 年 8 月 7 日初诊。

【主诉】发热 5 小时。

【现病史】患儿今晨发热 40℃，服退热药后体温仍在 37℃以上，就诊时体温 40℃。初起有涕，手掌红点，偶咳，咽红，患儿自述心前区疼，流涎，纳差，无食欲，盗汗，不思饮，无大便。舌红，舌腰 - 胃 - 心沟，唇红。左、右脉均沉细弦滑数；手心热汗。

【个人史】出生时体重 3.25kg，顺产，母乳喂养 100 天。

【中医诊断】热郁少阳，心阴不足证。

【处方】小柴胡汤合生脉散加减。柴胡 10g，黄芩 5g，姜半夏 5g，甘草 5g，五味子 5g，党参 5g，麦冬 5g，三根汤，牛蒡子 10g，羚羊角粉（分冲）0.6g。7 剂，水煎服，代水饮。

【二诊】2015 年 8 月 14 日：患儿服上方第 2 天后热退。但流涎多，汗出多，夜盗汗，纳差，俯卧眠，便偏干。舌红，舌腰 - 胃 - 心沟，唇红。左脉沉细弦，右脉沉细弦滑；手心凉汗。

【处方】归芪建中汤合生脉散合苓桂术甘汤加减。生黄芪 10g，桂枝 5g，白芍 10g，当归 5g，五味子 5g，党参 5g，麦冬 5g，甘草 5g，云茯苓 10g，白术 10g, 苏叶 5g。14 剂, 水煎服, 代水饮。

【随访】患儿服上方后各症愈。

案例解析 一诊: 患儿外感邪气, 入里化热, 出现发热、纳差、无口渴, 反而见流涎, 邪尚未入阳明, 而在半表半里, 予小柴胡汤和解表里, 热邪有趋向入血分之势, 见手掌红点, 加羚羊角粉清热解毒, 且可以防止因高热引起惊厥。患儿平素心阴不足, 见盗汗, 又恐热邪伤津耗气, 加生脉散益气养阴存津液, 加三根汤从气分、血分清透热邪。

二诊: 患儿服药后热退。表解后表阳不固, 见出汗多; 脾胃虚弱, 运化失司见纳差、俯卧眠; 脾阳不振, 不能摄唾, 见流涎, 投以归芪建中汤益气固表、温中健运, 予苓桂术甘汤温阳化饮摄唾。热邪伤阴, 心阴不足, 见盗汗, 予生脉散益气养阴。

案例三 贾某某, 女, 10 岁, 2018 年 1 月 5 日初诊。

【主诉】发热 1 天, 伴咳嗽, 最高体温 39.7℃。

【现病史】患儿自 1 天前中午起发热, 体温最高 39.7℃。于某医院查血常规: 中性粒细胞百分比 76.70%, 淋巴细胞百分比 0.86%, 超敏 C 反应蛋白 44.4mg/L。查体: 咽充血, 双侧扁桃腺一度肿大, 无脓点。双肺呼吸音粗, 未闻及干、湿啰音。诊断: 上呼吸道感染合并细菌感染。给予静脉滴注阿奇霉素, 口服头孢菌素、布洛芬, 高热不退。刻下症: 体温 39.5℃, 头晕、头痛, 咳嗽, 有痰, 恶心, 身痒, 尿黄, 大便 2 日未行。平素易患泌尿系感染。舌尖、边红, 唇红。左、右脉均沉细滑数; 手凉。

【中医诊断】少阳阳明合病, 热邪伤阴证。

【处方】五味子 5g, 党参 5g, 麦冬 5g, 三根汤, 车前草 10g, 旱莲草 5g, 茵陈 10g, 生甘草 5g, 北柴胡 10g, 黄芩 5g, 姜半夏 5g, 紫雪散 3g (随药冲服, 大便通则停)。3 剂, 水煎服, 代水饮。

【随访】患儿家长反馈: 服药后 2 日大便下, 热退, 去紫雪散又服 2 日后各症消除。以往患儿发热、C 反应蛋白增高经常输液后热度仍不降。此次治疗后一切恢复正常。

案例解析 患儿高热不退、头痛、咳嗽、恶心、尿黄，为邪居少阳夹湿热证，予茵陈小柴胡汤和解表里兼清湿热。热邪入阳明而见咽红充血、2日未便、身痒，予紫雪散清热解毒；三根汤透邪外出，给邪以出路；高热易伤津耗气，予生脉饮益气养阴，一则扶正祛邪，二则防热邪伤阴；患儿平素易患泌尿系感染，予二草丹清热利尿。二草丹为施老治疗泌尿系感染、急性肾炎、慢性肾炎、膀胱炎的对药，二药配伍清热、利尿、行水、止血。紫雪散清热解毒，退热效果极佳，用于治疗高热不退，体温39℃以上，兼有大便数日不通者。

案例四 郇某某，男，3岁，2009年9月15日初诊。

【主诉】发热2天，伴咳嗽、咽痛。

【现病史】患儿昨夜发热，体温波动在38.4~38.9℃，早晚咳嗽，盗汗，清涕，咽痛，大便可。舌尖、边红，舌面红点；唇红。左脉沉数弦滑，右脉沉弦滑数；手心热汗。

【个人史】出生时体重3.15kg，剖宫产，母乳喂养10个月。

【中医诊断】少阳阳明合病，痰热阻肺证。

【处方】小柴胡汤合黛鱼方加减。柴胡10g，黄芩5g，法半夏5g，生甘草5g，玄参10g，荆芥穗5g，鱼腥草（后下）20g，黛蛤散（布包）20g，防风5g，蝉蜕3g，炙前胡10g，7剂，水煎服，代水饮。

【随访】2011年2月1日，其父诉：自上次就诊至今，每遇发热、咳嗽就使用本次处方，即可热退咳愈，未曾去医院。

案例解析 发热、流涕、咽痛、脉弦，为少阳阳明合病，予小柴胡汤和解表里，蝉蜕、玄参清热利咽，荆芥穗、防风散寒解表。咳嗽、脉滑数为痰湿阻肺证，予前胡疏风止咳，黛鱼方清热化痰。该患儿为少阳阳明轻证，未见大便干燥等阳明腑实之证，以清解少阳、清热化痰为主，佐以解表散寒、清热利咽之品，药性平稳，用于外感疾病早期，故患儿每次因发热、咳嗽服此方均愈。

案例五 崔某某，男，3岁半，2017年1月15日初诊。

【主诉】咳嗽6天，发热2天。

【现病史】患儿7天前夜间喷射性呕吐，次日晚开始高热，体温39.5℃，咳嗽，口苦，腹胀，自服小柴胡颗粒后热退，1 天前发热反复：体温38℃，纳差，腹痛，自述腋下疼。舌红，唇红。左脉沉细弦滑，手心热汗；右脉沉细弦，手心热。

【中医诊断】少阳太阴合病，痰热蕴肺证。

【处方】柴桂合方加桂枝加厚朴杏子汤加减。柴胡 10g，黄芩 5g，姜半夏 5g，生甘草 5g，桂枝 5g，白芍 10g，三根汤，厚朴 5g，杏仁（后下）10g，黛蛤散（布包）20g，生石膏（先煎）30g。5 剂，水煎服，代水饮。

【二诊】2017 年 1 月 20 日：患儿服上方 1 剂即热退，3 剂后咳嗽减轻。咳痰可出，俯卧眠，纳可，腹泻。舌红，舌腰 - 胃沟，唇红。左脉沉细弦，手心凉；右脉沉细滑，手心凉汗。处方调整为生黄芪 10g，桂枝 5g，白芍 10g，当归 5g，甘草 5g，焦三仙各 10g，防风 5g，五味子 5g，党参 5g，麦冬 5g，三根汤。5 剂，水煎服，代水饮。

【随访】患儿服药后腹泻止，咳嗽愈。

案例解析 一诊：外感风寒，邪入少阳，致发热、口苦、纳差，邪气直中太阴，见腹痛、腋下疼，以柴桂合方和解表里、温中缓急止痛。寒邪阻滞气机升降见咳嗽、腹胀，予桂枝加厚朴杏子汤健脾下气、止咳化痰，寒邪入里化热，痰热内伤，加生石膏清热，黛蛤散清热化痰，三根汤调和气血。

二诊：患儿虽然热退、咳轻，但考虑高热后气血大伤，脾胃受损，以致腹泻，所以用归芪建中汤补养气血、调理脾胃，焦三仙和胃消食止泻，生脉散兼顾气阴两虚，打好身体复原的基础，这也是中医治病求本的体现。

三、肺炎

肺炎，西医分为大叶性肺炎、支气管肺炎、非典型肺炎、病毒性肺炎，等。中医只是沿用西医肺炎的名称而已，按"咳喘"类治疗。治疗肺炎，常用的是麻杏石甘汤加减。

由于治疗效果好，得到儿童家长的信任。案例三就比较有代表性。

案例一 白某某，男，11 岁，2006 年 7 月 6 日初诊。

【主诉】咳嗽 3 周，发热 2 天。

【现病史】患儿咳嗽近 3 周。发热 2 天，体温最高 39.4℃，现发热 38℃余。咳嗽，痰多，易呕恶，大便可。舌淡红，舌腰－心裂。左脉浮细弦，右脉沉弦滑；手心热汗。检查：X 线提示小叶性肺炎。

【个人史】出生时体重 3.8kg，母乳喂养 1 年余。

【中医诊断】风寒束表，痰热蕴肺证。

【处方】麻黄 5g，杏仁（后下）10g，生石膏（先煎）30g，甘草 6g，前胡 10g，川椒 5g，黛蛤散（布包）20g，芦根 30g，鱼腥草（后下）20g，桂枝 5g，白芍 10g，法半夏 5g。7 剂，水煎服，代水饮。嘱忌：煎、炸、烧、烤、荤、腥、油、腻、凉、辣的食物。

【随访】2006 年 7 月 13 日，家长反馈患儿服药后热退、咳轻。

案例解析 本案患儿已在外院诊断为肺炎。发热、咳嗽、痰多、脉浮，为外感风寒，寒邪束表，肺气郁闭所致，予麻杏石甘汤解表清里热；易呕恶，为寒邪伤胃，且患儿舌体偏淡，为脾胃略弱的表现，以小建中汤调脾胃，且桂枝助麻黄解表发汗，白芍养营阴，防汗出太过。麻杏石甘汤合小建中汤又有“大青龙汤加白芍”之意，表里双解，不伤营阴。肺气郁闭，肺失宣降，痰热内生，予前胡、黛鱼方疏风清热化痰，配川椒，取寒温并用之意，川椒佐制黛鱼方的寒性，且有温化痰饮之意。半夏助小建中汤和胃降逆化痰。

案例二 宋某某，男，6 岁，2013 年 9 月 28 日初诊。

【主诉】发热伴咳嗽 1 周。

【现病史】患儿持续发热 1 周，外院诊断为肺炎，注射阿奇霉素及口服退热药后仍发热，今日体温最高 39℃。咳深，痰不易出，咳甚则恶心，夜咳甚。无汗，便可，昨眠差，纳可。舌红，舌根苔白满，舌腰－胃沟，唇红。左脉沉细滑，右脉浮细滑；手心汗。

【既往史】每年夏季过敏性结膜炎。

【个人史】出生时体重 3.3kg，剖宫产（羊水早破），母乳喂养 7 个月。

【中医诊断】表寒内热证。

【处方】麻黄5g，杏仁（后下）10g，甘草5g，生石膏（先煎）30g，黛蛤散（布包）20g，鱼腥草（后下）20g，前胡10g，款冬花5g，三根汤，姜半夏5g，苏叶5g。7剂，水煎服，代水饮。

【二诊】2013年10月5日：患儿服药后热退，咳嗽明显减轻。偶咳嗽，有痰音，咳痰轻松。头皮痒，手脱皮，易发口疮，便可，纳可，夜盗汗。舌红，舌腰－胃沟，唇红。左脉沉细弦滑，右脉沉细滑；手心汗。处方调整为五味子5g，党参5g，麦冬5g，鱼腥草（后下）20g，生蒲黄（布包）5g，黄芩5g，姜半夏5g，苏叶5g，三根汤。7剂，水煎服，代水饮。

【结果】患儿服药后咳愈，盗汗除。

案例解析　该患儿在外院诊断为肺炎，输液治疗后仍高热不退。患儿本已卫气被寒邪所束，所用的抗生素又为寒凉之品，造成肺气郁闭，宣降失常，痰邪内生，咳痰不利，予麻杏石甘汤解表散寒，兼清里热；黛鱼方清热化痰；苏叶、姜半夏降逆化痰和胃，且苏叶可助麻黄解表；前胡款冬降气化痰；三根汤中，葛根助麻黄解表，芦根茅根清热利尿，给邪气以出路。整个处方外解表散寒，内清热化痰。患儿服药后热退、咳嗽减轻。二诊时患儿出现盗汗，为痰热之邪伤及津液，故以生脉散益气养阴止汗；鱼腥草、苏叶、姜半夏、三根汤解表清热，消除余痰；加生蒲黄凉血、清心经之火，黄芩清肺经余火，防止患儿反复口腔溃疡。

案例三　肖某某，女，3岁9个月，2012年1月6日初诊。

【主诉】咳嗽20日。

【现病史】患儿因"发热、咳嗽"于外院诊断为支原体肺炎20天，输阿奇霉素治疗后热退、纳差。现已不热。咳少，痰鸣，侧卧眠，鼻塞，便偏干，汗可，无嚏、涕。舌红，唇红。左脉沉细弦滑，右脉沉细弦；手心凉汗。

【个人史】出生时体重3.3kg，剖宫产，奶粉喂养。

【中医诊断】肺炎恢复期，肺脾气虚，痰邪留恋证。

【处方】归芪建中汤合玉屏风散加味加减。生黄芪10g，桂枝5g，白芍

10g，当归5g，鱼腥草（后下）20g，白术10g，防风5g，甘草5g，荆芥穗5g，前胡10g，芦根30g，姜半夏5g。7剂，水煎服，代水饮。嘱忌煎、炸、烧、烤、荤、腥、油、腻、辣、凉的食物。

【二诊】2012年1月13日：患儿服药后咳愈，汗可，纳佳。舌尖、边红，呈红点状，唇红。左、右脉均沉细弦滑，手心凉汗。处方调整为三根汤12袋，鼻方6袋，咳方6袋，发热方6袋，便秘方6袋。嘱可以根据症状，自行对照，配方服用，以为善后。

案例解析 "肺炎20天，输阿奇霉素后现已不热、纳差"。首先西医治疗有效，但是很多儿童输阿奇霉素后，影响胃肠功能，"纳差"营养吸收不好，免疫力弱，容易再次感染。所以用"归芪建中汤"健脾和胃，兼治便干；"玉屏风散"固表加强免疫力，配荆芥穗兼治鼻塞；鱼腥草、前胡、姜半夏、芦根止咳、化痰，姜半夏亦可安神。此方效果好，口味也好，儿童易于接受。忌口非常重要！"煎、炸、烧、烤、荤、腥、油、腻"会加重胃肠负担，分散抵抗外邪的能力；民间俗语有"鱼生火肉生痰，白菜豆腐保平安"；"辣的、凉的"会刺激肺部、呼吸道，引起咳嗽影响治疗。

四、哮喘

哮喘是儿童常见的、反复发作的一种肺系疾病。哮指声响言，喘指气息言，哮必兼喘。西医认为：支气管哮喘是气道变应原性慢性炎症性疾病。由于哮喘的病程较长，容易反复发作影响到肺功能，而且有明显的遗传倾向，因此，很多家长对"哮喘"非常恐惧，其实没有必要害怕"哮喘"。在临床观察到，儿童患有"咳喘"，反复发作不愈者，可发作为"哮喘"。但只要得到正确治疗，是可以达到痊愈的。同时通过大量临床病例观察到，青春期是哮喘痊愈的关键时期。女孩在12～13岁两年不发病，男孩在15～16岁两年不发病，以后不抽烟、不饮酒，注意养生、调养，幼儿时的哮喘，可以达到根治。

案例一 朱某某，男，7岁，2014年11月9日初诊。

【主诉】反复咳嗽3个月。

【现病史】患儿因"反复咳喘"在北京某医院诊断为哮喘。使用激素喷剂及口服孟鲁司特钠咀嚼片治疗。刻下症：反复咳嗽3个月，咳嗽，痰音，咳甚则呕。纳差，俯卧眠，四末凉，便干成球，每日1次，易患外感，今晨吐。舌红，舌胃-心沟，唇红。左脉浮细弦，右脉沉细弦；手心热汗。

【个人史】出生时体重4kg，剖宫产（其母妊娠高血糖），混合喂养。

【中医诊断】营卫不和，痰热阻肺证。

【处方】桂枝5g，白芍10g，厚朴5g，杏仁（后下）10g，黛蛤散（布包）20g，荆芥穗5g，苏叶5g，姜半夏5g，鱼腥草（后下）20g，防风5g，白术10g，黄芪10g。14剂，水煎服，代水饮。

【二诊】2014年12月14日：患儿服药后咳嗽减轻，仍使用激素喷剂及孟鲁司特钠咀嚼片每次4mg，一天1次。前几日受凉后咳嗽反复，黄涕，畏寒，无汗。晕车，舌红，唇红。左、右脉均沉细弦滑，手心热汗。处方调整为桂枝5g，白芍10g，厚朴5g，杏仁（后下）10g，黛蛤散（布包）20g，荆芥穗5g，五味子5g，姜半夏5g，鱼腥草（后下）20g，防风5g，白术10g，黄芪10g，炙麻黄3g。14剂，水煎服，代水饮。

【三诊】2014年12月28日：患儿服药后恶寒除，咳嗽明显改善。激素喷剂减为隔日1次。孟鲁司特钠咀嚼片每次4mg，一天1次。咳嗽，白沫痰，少许涕。前天呕吐1次。舌红，苔中苔满，唇红。左、右脉均沉细弦数，手心热汗。处方调整为桂枝5g，白芍10g，厚朴5g，杏仁（后下）10g，黛蛤散（布包）20g，甘草5g，荆芥穗5g，鱼腥草（后下）20g，前胡10g，百部10g，三根汤。14剂，水煎服，水煎服。

【四诊】2015年1月25日：患儿服药后咳嗽基本消除。1周前因姐姐感冒被传染后开始发热。体温最高39℃，已服退热药。夜间咳嗽重。发热、咳嗽后激素喷剂改为每天1次。汗少，纳一般，大便干成球。舌红，舌中苔满，唇红。左脉沉细弦，右脉沉滑数；手心热汗。1月24日查单核细胞绝对值$0.73 \times 10^9/L$，单核细胞百分比11.9%。处方调整为生黄芪10g，桂枝5g，白芍10g，当归5g，厚朴5g，杏仁（后下）10g，甘草5g，生白术10g，防风

5g，麻黄 5g，生石膏（先煎）30g，黛蛤散（布包）20g，鱼腥草（后下）20g，三根汤。7 剂，水煎服，代水饮。

【随访】患儿服药后热退，咳嗽明显减轻。晨起咳嗽、纳差，大便头干，每日一行。予归芪建中汤合桂枝加厚朴杏子汤加减调理半个月后咳嗽愈，停用激素。

案例解析 一诊：该患儿诊断为哮喘。就诊时每日使用激素喷剂控制。肺脾两虚，营卫不和，腠理不固，肺失宣降，痰浊内生，见反复外感、咳嗽、痰多、四末凉，予桂枝加厚朴杏子汤调和营卫、宣降气机；玉屏风散益气固表，黛鱼方清热化痰，荆芥穗、防风相配助桂枝解表。脾胃虚弱，胃失和降则咳甚则呕、纳差、俯卧眠，加苏叶、姜半夏理气和胃、降逆化痰。

二诊：患儿服药后咳嗽减轻。因感受外寒后咳嗽反复，恶寒，无汗，出现表寒内热证，故去苏叶，加麻黄 3g，取麻黄汤之意，增强解表散寒、宣肺止咳之力。患儿体质较弱，恐发散太过，加五味子以收敛。

三诊：患儿服药后咳嗽改善，表实已解。仍有素痰停肺，故仍以桂枝厚朴杏子汤调和营卫，宣降气机；以黛鱼方清热化痰。风痰内蕴，见咳白沫痰、少许涕，予荆芥穗、前胡、百部疏风解表止咳。三根汤中葛根助桂枝、荆芥穗解表，芦茅根清气分、血分热，引体内热邪从小便而走。

四诊：患儿风寒束表，痰热内闭，则发热、咳嗽。此时表寒盛，内热重，故以麻杏石甘汤解表清热，桂枝加厚朴杏子汤与麻杏石甘汤相配，有大青龙汤之意。素体哮喘，肺脾虚弱，加玉屏风散益气扶正，提高免疫力。三根汤助大青龙汤解肌清热。黛鱼方清热化痰。

案例二（痰热内蕴证） 阮某某，男，1 岁 6 个月。2021 年 11 月 23 日初诊。

【主诉】发热、咳喘 4 天。

【现病史】患儿 2021 年 10 月 2 日因"咳喘，甚则喘息困难，烦躁哭闹"于北京某医院就诊，诊断为喘息性支气管肺炎，经输液、激素雾化治疗咳喘得到控制，于第 5 日出现高热、腹泻，服蒙脱石散、益生菌未见明显效果，出院后予以中药调理逐渐痊愈。11月19日出现咳喘、流鼻涕。相继输液、雾化及口服麻杏石甘汤加减方后高热不退，其他医生又给予麻杏石甘汤合小柴胡汤加减治疗后仍高热不退、咳喘严重。2021年11月23电话问诊：发热，体温最高39℃，咳深，咳喘，憋气，痰不易出，出现三凹征，夜卧不安，流鼻涕，纳差。

【个人史】出生时体重3.75kg，顺产，无羊水异常，纯母乳喂养3个月。

【处方】前胡10g，杏仁（后下）5g，鱼腥草（后下）20g，生甘草3g，三根汤，焦三仙各10g，黛蛤散（布包）20g，荆芥穗5g，柴胡9g。3剂，水煎服，代水饮。嘱停雾化及口服退热药。上方水煎代水饮。

【二诊】2021年11月27日电话问诊，患儿服药1剂，当晚即能安睡，次日热退，服药第三天，病情已经稳定，咳喘明显改善。处方调整为前胡10g，杏仁（后下）5g，鱼腥草（后下）20g，生甘草3g，三根汤，焦三仙各10g，黛蛤散（布包）20g，荆芥穗5g，陈皮5g，炙白前3g。2剂，水煎服，代水饮。

【随访】患儿服药后咳喘痊愈。

案例解析 患儿年仅1岁半，发病前期虽经受了输液、消炎药、激素雾化等治疗手段，炎症得到控制，但效果不佳，"输的液体、消炎药"属寒凉之品，造成邪气郁遏于内，暂得"痊愈"。停药后机体正气祛邪外出，正邪相争，出现发热、咳喘反复。当务之急要避免损伤正气，同时祛邪外出。某医生见患儿发热、咳喘，考虑为外寒痰热证，给予麻杏石甘汤合小柴胡汤加减，服药后未见好转。这时需要仔细辨别表证和里证的多少，患儿里证较盛，麻杏石甘汤合小柴胡汤处方中，麻黄辛温、生石膏寒凉，药力过重，"药过病所"所致。该患儿表寒不重，而以痰热瘀滞，故以前杏鱼甘汤合黛鱼方疏风清热化痰，葛根、荆芥穗、柴胡助前胡疏风透邪退热，芦根、茅根清热利尿，引内热从小便而出，焦三仙消食积、开胃。整方以疏风清透、清热化痰为主。患儿服药后热退、咳喘减轻。二诊加白前增强降气化痰、陈皮理气化痰，患儿服药后逐渐痊愈。

这两个处方的区别，也是施老"清解法"的体现。麻杏石甘汤合小柴胡汤解法重于前杏鱼甘汤合黛鱼方。患儿表寒不重，而里热瘀滞，故前杏鱼甘汤合黛鱼方处方平缓、剂量小，反而见效。

2021 年 11 月 23 日，患儿咳喘期间，患儿姐姐也有类似情况，医生予以雾化和阿奇霉素输液，后跟着患儿服用少量第一次方子，11 月 27 日同时服用第二次方子，亦痊愈。

2021 年 12 月 10 日，患儿又出现咳嗽有痰、轻微喘息、呕吐、体温正常，见证患儿家长（亦为医生）予 11 月 27 日方加白芥子 3g。患儿服药 2 剂后痊愈。

案例三 赫某某，男，1 岁 2 个月，2017 年 1 月 8 日初诊。

【主诉】反复发热，伴咳喘 2 周。

【现病史】患儿近 2 周反复发热至 39.8℃，伴咳喘、喘憋不能半卧，呼吸音重，咳甚则呕，已口服过阿奇霉素。刻下症：咳喘，夜间喘憋不能平卧，哭闹，不思饮，涕多，便可。舌红，唇红。左、右脉均沉细滑，手心热。

【个人史】出生时体重 3.15kg，剖宫产（二胎），混合喂养。

【中医诊断】表寒内热证。

【处方】麻黄 3g，杏仁（后下）10g，鱼腥草（后下）20g，黛蛤散（布包）20g，生甘草 5g，三根汤，苏叶 5g，姜半夏 5g。14 剂，水煎服，代水饮。

【二诊】2017 年 1 月 15 日：患儿服上方 1 剂后喘轻。现咳喘轻，咳嗽，喉咙哑、鼻涕、鼻塞，有时咽不利，大便头干、有时便干成球，卧不安，身痒，动则汗。舌红，唇红。左、右脉均沉细滑，手心热汗。

【处方】小建中汤加减。黛蛤散（布包）20g，杏仁（后下）10g，鱼腥草（后下）20g，荆芥穗 5g，生甘草 5g，三根汤，苏叶 5g，姜半夏 5g，生地黄 20g，桂枝 5g，白芍 10g。7 剂，水煎服，代水饮。

【随访】患儿服药后咳喘愈。

案例解析 患儿外感风寒，风寒束表，肺失宣降，痰邪内生，郁而化热，见发热、流鼻涕、咳喘、夜间喘憋不能平卧，予麻杏鱼甘汤，麻黄解表散寒，杏仁肃降肺气，鱼腥草清热化痰，加黛蛤散助鱼腥草清热化热，甘草调和诸药；"寒伤食"，见不思饮食，加苏叶、姜半夏降气和胃，兼佐制鱼腥草、黛蛤散的寒凉之性；三根汤中葛根助麻黄解表，芦根、茅根清热，引邪外出。二诊时患儿服药后咳喘减轻，表邪实证已解，痰邪尚未完全清除。肺卫功能已弱，见动则汗、便干成球、卧不安等症，予小建中汤和营卫、调脾胃，苏叶、姜半夏降气和胃；鼻涕、鼻塞，予荆芥穗疏风解表、通鼻窍；痰邪尚未清除，见咳嗽、咽不利，予鱼腥草、黛蛤散清热化痰；身痒、大便头干，加生地黄凉血止痒、润肠通便；整体调和，予三根汤。

五、鼻炎

儿童鼻炎以慢性鼻炎和过敏性鼻炎最为常见，二者均为儿童常见病、多发病，且患病率呈逐年增长。这两种疾病常表现为相似的鼻部症状，如流涕、鼻塞、喷嚏等。但其发病机制及临床表现又有区别。

慢性鼻炎是鼻腔黏膜和黏膜下层组织的一种慢性炎症，多由急性鼻炎失治、误治造成，反复发作，表现为不同程度的持续性或间歇性鼻塞、分泌物增多、嗅觉功能障碍、鼻黏膜肿胀或增厚等，常伴有头昏、记忆力减退、失眠、耳鸣或耳内闭塞感。过敏性鼻炎，又称变应性鼻炎，是指特应性个体接触变应原后，主要由免疫球蛋白 E（IgE）介导的、鼻黏膜非感染性慢性炎性疾病。临床表现为打喷嚏、清水样涕、鼻痒和鼻塞等症状出现 2 个或以上。最常见的抗原为花粉和尘螨，且多数患儿有家族性过敏性疾病史。与此同时，慢性鼻炎与过敏性鼻炎常相互影响、相互夹杂，表现为混合型鼻炎。

鼻炎发作过程中，腺样体作为呼吸道的第一道防御门户，即外周免疫器官，应对外来细菌、病毒、变应原及自身炎症的反复刺激，可致儿童腺样体病理性增生性肥大。腺样体肥大堵塞后鼻孔，影响鼻腔鼻窦的通气，导致慢性鼻炎、过敏性鼻炎的鼻黏膜炎症延长。另一方面，炎症产生的分泌物又反过来刺激腺样体，可引起或加重慢性鼻炎、过敏性鼻炎。因此，慢性鼻炎、过敏性鼻炎迁延不愈者，可引起腺样体肥大。肿大的腺样体亦可导致慢性鼻炎、过敏性鼻炎反复发作。腺样体肥大以鼻塞、寐时打鼾、张口呼吸为主要临床表现，严重者出现寐时呼吸暂停、长时间引起大脑缺氧，生长发育迟缓、注意力不集中、记忆力下降、学习困难、抽动障碍、焦虑、抑郁等症状。临床观察儿童鼻炎、腺样体肥大互为因果。

慢性鼻炎、过敏性鼻炎、腺样体肥大属于中医"鼾证""鼻窒"范畴。慢性鼻炎、过敏性鼻炎、腺样体肥大的发作除了与外在因素有关外，还与自身内因有关。

风寒、风热之邪侵袭是引起慢性鼻炎、过敏性鼻炎的外在因素，除此之外，过敏性鼻炎还存在特定的过敏原，最常见的为花粉和尘螨。腺样体肥大则是在风寒、风热之邪的基础上，寒邪凝滞与痰邪结合，或热邪耗伤津液，炼液成痰，导致腺样体病理性肿大。

"要得小儿安，三分饥与寒"，这是儿童护理的重要原则。而如今越来越多的家庭在日常护养中会出现很多问题，如营养失衡导致脾胃功能受损（表现在摄入过多寒凉之品、高热量"垃圾"食品、嗜食肥甘厚味等）；睡眠过晚或不足导致儿童体质下降（由于五脏六腑时辰各有所主，睡眠需要的不仅是保证时间量，同时要注意时间段，对于成长阶段的儿童来说更是如此）；光脚踩地后受凉导致寒邪从足而入；过度"温室"护理，缺少户外运动等。上述这些护理中存在的问题最终都是儿童体质差、正气不足免疫力低下的根源所在。所以治疗慢性鼻炎、过敏性鼻炎、腺样体肥大时，用"玉屏风散""桂枝剂"提高儿童免疫力，以"都梁丸"、"过敏煎"、荆芥穗等对症治疗。

玉屏风散为益气固表之良方，常用于表虚畏风、自汗、易外感等。临床发现，玉屏风散有很好地调节免疫作用，在过敏性鼻炎、腺样体肥大等儿科病治疗中常选其为主方。

都梁丸源于宋朝王璆的《是斋百一选方》，由白芷单味药组成，因药出自京都汴梁名人，炼蜜为丸名"都梁圆"。治诸风眩晕，妇人产前产后，乍伤风邪，头目昏重，及血风头痛，服之令人目明。现代都梁丸出自《北京市中药成方选集》，由白芷、川芎两味药组成，能散风止痛，主治感冒风寒、头痛眩晕、鼻塞不通、身热倦怠。临床常用后者治疗腺样体肥大、鼻炎。

过敏性鼻炎

过敏性鼻炎表现：遇到冷空气、异味就会喷嚏不止。流清水样鼻涕，儿童表现痛苦，时呛咳、时揉鼻等，考虑多由过敏所致。"过敏煎"为祝谌予祝老根据医学杂志刊载验方而改进的治疗过敏类疾病的专用方剂。方药组成：银柴胡、防风、乌梅、甘草、五味子。"过敏煎"是现代中医针对西医过敏类疾病所创制的中药方剂，也是用西医病名命名的中医方剂，普遍适用于皮肤过敏性疾病、呼吸道过敏性疾病、消化道过敏性疾病等多种过敏类疾病。"过敏煎"对小儿咳喘、小儿皮疹（湿疹、荨麻疹）、小儿鼻炎等多种过敏症状引起的疾病有显著疗效。且根据经验统计，患儿若喜食酸，而且化验血常规嗜酸性粒细胞高，则使用过敏煎的治愈率高于喜食其他口味的患儿，对此临床发现的相关论证和解释有待于进一步深入研究。

案例一　李某，女，7岁，2018年9月28日初诊。

【主诉】鼻塞伴鼻痒、目痒20余日。

【现病史】20余日前患儿过敏性鼻炎发作，早晚鼻塞、鼻痒、目痒。平素易患睑板腺炎。刻下症：早晚鼻塞，鼻痒，目痒，夜磨牙，仰卧眠，纳食一般，挑食，便干。舌红，苔白，唇红。左、右脉均沉细滑，手心热汗。

【既往史】1岁6个月时曾行霰粒肿术。

【中医诊断】肺卫不固，外邪侵袭证。

【处方】玉屏风散合过敏煎合都梁丸加减。生黄芪10g，白术10g，防风5g，川芎5g，白芷5g，银柴胡5g，甘草5g，五味子5g，乌梅5g。7剂，水煎服，代水饮。

案例解析　9月恰值过敏季，患儿此时过敏性鼻炎发作，正气不足导致鼻炎迁延不愈，以玉屏风散固护卫气，提高免疫力；风邪阻滞于鼻窍见鼻塞、鼻痒、目痒，予川芎、白芷行气血通鼻窍，过敏煎散风邪、清虚热、抗过敏，方义为标本兼治。患儿服药1周后上述症状缓解，嘱咐继续巩固服药，上述症状除。

案例二 杨某，女，7 岁，2018 年 10 月 14 日初诊。

【主诉】鼻塞 1 个月余，伴鼻痒。

【现病史】患儿平素有过敏性鼻炎、湿疹病史。1 个月前出现鼻塞、鼻痒、目红、纳差，素便干成球，脚踝麻，舌红，苔白满，唇红。左、右脉均沉细滑，手心热汗。

【个人史】出生时体重 2.5kg。

【中医诊断】肺脾两虚，邪滞鼻窍证。

【处方】生黄芪 10g，防风 5g，银柴胡 5g，甘草 5g，五味子 5g，乌梅 5g，牡丹皮 5g，生地黄 10g，当归 5g，桂枝 5g，白芍 10g，芦根 30g，茅根 30g，葛根 15g。7 剂，水煎服，代水饮。

【随访】患儿服药 1 周后上述症状缓解，嘱咐继续巩固服药，上述症状除。

案例解析 此患儿为过敏性体质，过敏性鼻炎与湿疹反复发作。风热邪气上扰于鼻窍，则鼻塞、鼻痒，上扰于目则目红，予过敏煎疏风清热抗过敏，加牡丹皮清热凉血。脾胃运化功能弱，气血生化乏源，肠道失于濡养，见纳差、脚踝麻、大便干，予归芪建中汤调和气血、调和脾胃，生地黄养血润肠通便，予三根汤清气分、血分热，以调和气血。

慢 性 鼻 炎

案例一 武某，女，11 岁，2018 年 1 月 26 日初诊。

【主诉】鼻塞、流涕 3 个月余。

【现病史】患儿 3 个月余前发热、咳嗽、流鼻涕，服药后热退咳愈，鼻塞、流涕至今。于北京某医院诊断为鼻炎。流清涕、遇冷则甚，鼻塞，卧不安，磨牙，四末凉，嗜甘、咸，皮肤干，纳可，汗可，二便调。舌偏红暗，舌胃沟，唇红。左脉沉细弦滑，右脉沉细弦；手心凉汗。

【个人史】出生时体重 3.15kg，顺产，纯母乳喂养 4 个月。

【家族史】其父系糖尿病家族史。

【月经史】2017 年 7 月初潮。

【中医诊断】肺气亏虚证。

【处方】生黄芪 10g，白术 10g，防风 5g，川芎 5g，三根汤，白芷 5g，芥穗 5g，牡丹皮 5g。14 剂，水煎服，代水饮。

【二诊】2018 年 2 月 9 日，患儿服上方 2 剂后嚏、涕止，手凉轻。刻下症：偶鼻塞，卧不安，夜磨牙，今晨呕吐水样物味稍苦，二便可。舌偏红，舌胃裂沟，苔白满，唇红。左脉沉细弦数，右脉沉细弦滑数；手心凉汗。处方调整为生黄芪 10g，白术 10g，防风 5g，川芎 5g，三根汤，白芷 5g，荆芥穗 5g，牡丹皮 5g，桂枝 5g，白芍 10g，苏叶 5g，姜半夏 5g。7 剂，水煎服，代水饮。

案例解析　一诊：肺气不足，气虚无力祛邪外出，则鼻炎迁延 4 个月未愈，流清涕、鼻塞、遇冷则甚，以玉屏风散益气固表、扶正祛邪，荆芥穗解表散寒，都梁丸行气活血通窍。气为血之帅，肺主皮毛，肺气虚造成皮肤血脉不通，见皮肤干燥，加牡丹皮凉血化瘀以润肤，加三根汤调和气血。

二诊：流鼻涕、鼻塞明显改善，故守上方。脾胃虚弱，阳气不达四末，则卧不安、磨牙、四末凉，减小建中汤温中健脾；脾胃虚弱，胃气不降则晨呕吐，加苏叶、姜半夏和胃降逆。

六、腺样体肥大

腺样体肥大在儿童期出现。随着儿童长大，腺样体就会慢慢萎缩。由于鼻炎反复刺激造成鼻腔内腺样体病理性增生，邪气郁结于鼻腔，且病程日久造成肺气耗伤，出现反复鼻塞、腺样体肿大，患病期间儿童痛苦不堪，鼻塞、张嘴呼吸、打鼾。临床中，慢性鼻炎和被诊断为腺样体肥大的患儿症状表现及病情轻重不完全相同，但可以确定的是这些患儿均存在正气不足，易受"外邪"侵袭，如若失治，则正气愈弱，正气得不到根本加强，则易反反复复，迁延难愈。除此之外，需要提高对儿童护理的认识，只有做到提升自身体质，才能达到"正气存内，邪不可干"。腺样体肥大可以通过手术治疗，但有部分患儿术后还会复发。治疗腺样体肥大的总体原则还是提高免疫力，改善鼻窍的通气环境，所以治疗取得一定效果。腺样体肥大伴有过敏性湿疹者，选用麻黄连翘赤小豆汤，配合玉屏风散。下面案例三患儿张某某还患有手指痒、起疱、脱皮症状，用第三煎的药水泡手就可以改变，屡试不爽。

案例一 沙某某，女，4岁，2018年1月19日初诊。

【主诉】反复性鼻塞、打鼾7个月，发作2周。

【现病史】2017年6月在北京某医院诊断为腺样体肥大、过敏性鼻炎，服孟鲁司特钠咀嚼片后效果不佳，曾服中药打鼾除。2周前打鼾反复，就诊于某医院。处方：桂枝加葛根汤合辛夷散加减。桂枝6g，白芍6g，葛根15g，生黄芪10g，辛夷花5g，白芷5g，薄荷5g，皂角块1g，蜂房块2g，羌活3g，炙甘草5g，姜半夏5g，大枣3枚，生姜1片。7剂，水煎服，代水饮。服药后症状未见改善。故前来就诊。刻下症：打鼾，鼻塞，每年冬季腹部湿疹，现腹部皮肤痒，畏热。舌红，苔白，唇红。左、右脉均沉细滑，手心热。

【中医诊断】肺卫不固，湿热郁蒸证。

【处方】生黄芪10g，白术10g，防风5g，三根汤，红小豆10g，麻黄3g，连翘10g，川芎5g，白芷5g，荆芥穗5g。7剂，水煎服，代水饮。

【二诊】2018年2月2日：患儿服药1周后打鼾除，皮肤痒轻。现症：晨起鼻塞，活动后减轻，鼻音重，皮肤痒，饮温，前时晨起唇干裂。舌红，舌腰-胃沟，唇红。左、右脉均沉细弦滑，手心热汗。处方调整为生黄芪10g，白术10g，防风5g，三根汤，红小豆10g，麻黄3g，连翘10g，川芎5g，白芷5g，荆芥穗5g，牡丹皮5g，薄荷（后下）5g。7剂，水煎服，代水饮。

【随访】2018年3月9日，患儿因咳嗽就诊时，家长反馈患儿服上方后打鼾除、湿疹愈。

案例解析 一诊：患儿就诊时某医生只考虑到了腺样体肥大本身，缺乏整体观。该患儿属过敏性体质，不仅患有过敏性鼻炎、腺样体肥大，还患有湿疹。肺气不固，邪气留于鼻窍，则打鼾、鼻塞，投以玉屏风散益气固表，都梁丸宣通鼻窍；湿热郁蒸于皮肤，则腹部湿疹、皮肤痒，予麻黄连翘赤小豆汤宣肺解毒利湿；三根汤清热利尿，使邪有出路。

二诊：服药后打鼾除，皮肤痒减轻。晨起鼻塞，活动后减轻，鼻音重等症状，说明邪气未净，正气略有不足。已用扶正祛邪法取得了良好效果，故效不更方，守方加牡丹皮凉血止痒、薄荷疏风清利头目。

案例二　张某，男，4岁，2018年3月24日初诊。

【主诉】打鼾、鼻塞3个月余。

【现病史】3个月前患儿出现打鼾、鼻塞，2018年2月27日北京某医院鼻腔镜诊断：腺样体肥大（腺样体增生，占后鼻孔4/5）。刻下症：鼻塞，打鼾，流涕，动甚则呕，盗汗，纳可，二便调。舌红，唇红。左、右脉均沉细滑，手心热汗。

【个人史】出生时体重3.35kg，剖宫产（羊水少），纯母乳喂养6个月。

【中医诊断】气阴两虚，邪结鼻窍证。

【处方】玉屏风散合都梁丸合生脉散加减。生黄芪10g，白术10g，防风5g，五味子5g，党参5g，麦冬5g，香白芷5g，川芎5g，三根汤。7剂，水煎服，代水饮。

【二诊】2018年4月27日：患儿服药后盗汗轻，打鼾止，鼻涕轻。纳可，大便可。舌红，舌中苔白满，唇红。左、右脉均沉细滑，手心热汗。处方调整为玉屏风散合生脉散加减。生黄芪10g，白术10g，防风5g，麦冬5g，党参5g，五味子5g，生甘草5g，三根汤。7剂，水煎服，代水饮。

案例解析　该患儿由于邪气郁结于鼻腔，同时肺气不足以祛邪外出，因而出现反复鼻塞，并导致腺样体肿大。而患儿因羊水少而剖宫产同样提示整体阴液不足，也提示患儿肺的肃降功能不足，患儿动甚易呕是一个佐证。又因患儿夜间盗汗，提示心阴不足。心属火，肺属金，心阴不足，易耗伤肺津液，故在治疗上以益气固表、滋养心阴、通鼻窍为治疗法则。予玉屏风散、生脉饮、都梁丸加减，顾护正气（固护卫外，滋养心阴）的同时使邪有出路，患儿服药后打鼾除，盗汗、动甚呕减轻。患儿打鼾除提示邪气除净，但正气仍不足，继续守方加减巩固。1 周后随访，患儿余症除。

案例三 张某某，男，7 岁，2012 年 3 月 10 日初诊。

【主诉】打鼾 1 年余。

【现病史】1 年前患儿因打鼾诊断为腺样体肥大。刻下症：打鼾，无嚏、涕，无咳嗽，易外感，多汗，便干，纳多，身痒。舌红，舌面红点，唇红。左脉沉细滑，右脉浮弦滑；手心热汗。既往体检有脂肪肝，肝功异常。

【个人史】出生时体重 3.2kg，顺产，奶粉喂养。

【中医诊断】肺脾气虚，邪滞鼻窍证。

【处方】玉屏风合都梁丸加减。生黄芪 10g，白术 10g，防风 5g，川芎 5g，白芷 5g，三根汤，生地黄 20g，甘草 5g。14 剂，水煎服，代水饮。

【二诊】2012 年 3 月 24 日：患儿服药后打鼾轻，便可，出汗减少。近日偶咳，手脱皮，纳可。舌红，唇红。左脉沉细滑数，右脉沉弦滑数；手心热。处方调整为生黄芪 10g，白术 10g，防风 5g，甘草 5g，三根汤，白芷 5g，生地黄 20g，川芎 10g，鱼腥草（后下）20g，桂枝 5g，白芍 10g。7 剂，水煎服，代水饮。嘱第三煎晾温外洗泡手。

【三诊】2012 年 4 月 7 日：患儿服药后手指脱皮轻，打鼾轻、咳愈。鼻痒，汗可，纳可，脾气大。舌红，舌腰－胃沟，唇红。左脉沉细滑数，右脉沉弦滑；手心热汗。处方调整为为生黄芪 10g，白术 10g，防风 5g，甘草 5g，三根汤，白芷 5g，生地黄 20g，川芎 10g，五味子 5g，荆芥穗 5g，桂枝 5g，白芍 10g。14 剂，水煎服，代水饮。

【四诊】2012 年 4 月 28 日：患儿 10 天前起发热，淋巴结肿大，北京某医院怀疑 EB 病毒感染。昨晚体温 39℃，现体温 38.6℃，头热，面赤，腿疼，流涕，咳少，便不畅。舌红偏暗，苔满腻，唇红。左脉沉滑数，右脉浮弦滑数，手心热。处方调整为柴桂合方加减：柴胡 10g，黄芩 5g，三根汤，甘草 5g，桂枝 5g，白芍 10g，生石膏（先煎）30g，姜半夏 5g，荆芥穗 5g，鱼腥草（后下）20g。7 剂，水煎服，代水饮。

【随访】患儿服药后热退。

案例解析 一诊：从前面的案例可以看出，只要有腺样体肥大、鼻炎、打鼾、鼻塞，首选玉屏风散合都梁丸，这两个组方是治疗鼻炎相关疾病的基础方，是在临床中总结的经验。肺气虚，气虚则血不能达皮肤以濡养皮肤，反而血虚生热见身痒，予三根汤清气分、血分之热。大肠失于濡养，则大便干，予生地黄滋阴润肠通便。

二诊：患儿服药后打鼾减轻。略感风寒，营卫不和，则偶尔咳嗽，手脱皮，故加"桂枝、白芍"，一方面调和营卫，一方面可以改善营养吸收，再用药渣煎水泡手，治疗手起皮有良效，我临床中习用。加鱼腥草清热化痰止咳。

三诊：患儿服药后咳愈，去鱼腥草。打鼾减轻，效不更方。鼻痒，加荆芥穗祛风止痒。

四诊：治疗期间，患儿发热、淋巴结疼、肿大，医院怀疑为 EB 病毒感染。外感风寒，入里化热，则发热、面赤、流鼻涕、腿疼，可以看作是三阳合病，柴桂合方加生石膏、三根汤，和解表里退热，柴桂合方加葛根有柴葛解肌之意，解肌肉酸疼。予荆芥穗解表散寒。肺气宣降失常，见咳嗽，予鱼腥草清热化痰。

案例四 孟某某，女，4 岁，2020 年 1 月 17 日初诊。

【主诉】夜鼻塞、打鼾 1 年。

【现病史】2019 年患儿出现夜鼻塞打鼾，反复发作中耳炎 2 次，遂于北京某医院就诊，诊为过敏性鼻炎、腺样体肥大、咽炎，用"糠酸莫米松鼻喷雾剂""孟鲁司特钠咀嚼片""匹多莫德口服液"等治疗后仍打鼾，后又于北京某中医院经中医诊治，具体用药不详，疗效不满意，今为求进一步治疗来门诊。刻下症：夜鼻塞、张口呼吸、打鼾，无嚏、涕，挑食（吃肉多、吃蔬菜少），喜饮凉、喝凉粥，无晕车，大便可，汗可，仰卧眠，卧不安。舌红，苔白，唇红。左、右脉均沉细弦，手心热。

【个人史】出生时体重 3.6kg，顺产，混合喂养。

【中医诊断】阴阳失调，外感风邪，郁而化热证。

【处方】生黄芪 10g，白术 10g，防风 5g，薄荷（后下）5g，钩藤（后下）

10g，川芎5g，白芷5g。14剂，水煎口服，代水饮。

【随访】患儿母亲于2022年2月20日反馈患儿服药14剂后打鼾除。

案例解析 该患儿过敏性鼻炎、腺样体肥大表现为夜鼻塞、张口呼吸、打鼾，导致卧不安，通过"快捷方式"直接选用玉屏风散合都梁丸益气固表、通鼻窍。风热邪热郁于鼻咽部，见咽炎、喜饮凉、喝凉粥，选薄荷、钩藤疏风清热。

薄荷、钩藤对药为祝谌予祝老从患者处所得，经临床证实治疗风热感冒初起、风热咳嗽及部分咽炎都有很好的效果。对于患有其他内科慢性病而新感风热表证者，可在治疗既往病的同时，另用此二药代茶饮亦可，这样既保证了既往病的治疗，又起到了祛邪外出的作用，不至于因为外感而中断治疗。治疗过敏性鼻炎、咽炎等上呼吸道疾病，辨证偏寒者，用荆芥穗、防风；辨证偏热者，用薄荷、钩藤。该患儿喜饮凉、喝凉粥，故选用薄荷、钩藤。临床常通过询问患者饮食寒热喜好判断疾病的寒热性质。患者本身的喜好有时更能反映疾病的本质，有助于辨证选药。

本病例仅用七味中药就治好了腺样体肥大打鼾，有两点经验可以吸取：①中医治病采用的是"谨察阴阳所在而调之，以平为期"，儿童乃纯阳之体，生长功能旺盛，因而小儿生长迅速，但"稚阴未充，稚阳未长"，即各脏腑器官发育不完全，气血调节功能尚不成熟，因而在生长发育的过程中容易出现一些不平衡。所以，采取扶正为主、调和阴阳的治病思路临床疗效好，而扶正除了用药外，还要嘱咐孩子一定要早睡觉、每天阳光下活动一个半小时，这些医嘱虽与用药无关，但其作用也可以达到胜似吃药。②《孙子兵法》云："不战而屈人之兵，善之善者也。"中医药治病的特色是：简、便、廉、验。所以药味不在多，小儿脏腑气机轻灵，生机旺盛，往往用药轻灵即可取"四两拨千斤"之效。

七、声带息肉

声带息肉多由反复咽部慢性炎症所致，治疗仍以提高身体免疫力为主，消除咽部炎症、水肿，减少反复感染的机会，再以威灵仙消除结节、息肉，使疾病得以痊愈。

案例　强某某，男，4岁，2016年1月22日初诊。

【主诉】声音嘶哑2个月余。

【现病史】患儿2个月前出现声音嘶哑，2015年12月1日于北京某医院诊断为声带息肉，建议手术治疗。患儿家长想通过中药治疗，故前来就诊。刻下症：声音嘶哑，纳易干呕，异味则干呕，盗汗，动则汗，稍打鼾，磨牙，便可，四肢凉，纳一般，性急，爱哭。舌红，唇红。左、右脉均沉细滑，手心凉汗。

【个人史】出生时体重2.8kg，顺产，奶粉喂养。

【中医诊断】风热上扰，气阴两虚证。

【处方】苏叶5g，姜半夏5g，桔梗5g，威灵仙5g，五味子5g，党参5g，麦冬5g，生麦芽30g，大枣3枚，甘草5g，三根汤。14剂，水煎服，代水饮。

【二诊】2016年2月5日：患儿服药后声音嘶哑减轻。近日晨起鼻涕倒流，吃饭干呕，夜盗汗，动则汗。舌红，舌腰－胃－心沟，唇红。左、右脉均沉细滑，手心凉汗。处方调整为五味子5g，党参5g，麦冬5g，生黄芪10g，炒白术10g，防风5g，荆芥穗5g，姜半夏5g，生麦芽30g，白芍10g，苏叶5g，桂枝5g，甘草5g。28剂，水煎服，代水饮。

【三诊】2016年2月26日：患儿服上方18剂后声音嘶哑减轻。3天前泡温泉后发热，体温最高39℃，服退热药后热退。发热后下唇可见口腔溃疡。现夜偶咳，咽痛，纳差，眠差，便秘头干，每2~3日一行，盗汗，饮可，干呕，动则汗。舌红，舌腰－胃沟，唇红。左、右脉均沉细滑，手心凉汗。处方调整为生蒲黄（布包）5g，黄连3g，苏叶5g，姜半夏5g，三根汤，前胡10g，甘草5g，杏仁（后下）10g，鱼腥草（后下）20g，柴胡5g，黄芩5g，大枣3枚。7剂，水煎服，代水饮。嘱咳嗽愈后继服2月5日方。

【随访】患儿2016年5月28日于北京某医院复查声带息肉已消除。

案例解析　一诊：声音嘶哑有外感和内伤之别，叶天士指出"金实则无声，金破碎亦无声"。患儿平素爱哭闹，哭闹易伤津耗气，且患儿素体盗汗、动则汗，存在气阴不足之证，再感受风寒、风热等邪气易致声音嘶哑。患儿内有郁热，见舌红、唇红，故以三根汤清热透邪。胃气不降，见纳易干呕、异味则干呕，选苏叶配姜半夏降气和胃，其中苏叶有解表散寒之意。性急、爱哭，选甘麦大枣汤宁心安神。威灵仙通行十二经脉，消除声带息肉有一定效果。

二诊：患儿服药后声音嘶哑减轻。效不更法，素体盗汗、动则汗，仍选生脉散益气养阴敛汗，调其体质，苏叶、姜半夏降气和胃。肺气不固，风邪阻滞鼻窍，见晨起鼻涕倒流，动则汗，故增玉屏风散益气固表，荆芥穗疏风散邪。手心凉汗，增强建中之力，加小建中汤温中调脾胃。

三诊：患儿服药期间感受外邪，见发热、咳嗽、咽痛。急则治其标，当先解表清热。"发热、干呕"为临床使用小柴胡汤的指征之一。患儿热已退，仍存在干呕，故以小柴胡汤和解表里。邪气影响于胃气，见纳差、干呕，故增苏叶配姜半夏降气和胃。邪气入里化热，见咳嗽、咽痛，予前杏鱼甘汤清热化痰。下唇口腔溃疡，予生蒲黄、黄连清热泻火。三根汤清热透邪解表，给邪气以出路。嘱患儿外感之证解后，继服2月5日方。该患儿的治疗过程中，从解表透邪与调体质整体入手，在对儿童整体调和气血阴阳的治疗后，局部的"声带息肉"，得以消除。

八、厌食

厌食源于先天脾胃虚弱，或后天喂养不当所致。其证多为脾胃不和、虚实夹杂，兼有肝气郁结。治疗从肝、脾、胃三脏考虑，明辨虚实，对症治疗。临床常根据病情选用方剂，脾胃虚寒者选桂枝剂健脾温中，肝气犯胃或肝脾不调者选柴胡剂疏肝和胃或疏肝健脾，脾虚积滞者选枳术丸健脾理气消积，胃气上逆易恶心者选苏叶、姜半夏降气和胃，饮食积滞者选使君子、焦四仙消食和胃。

案例一 许某某，男，8岁，2010年4月5日初诊。

【主诉】间断性纳差6年。

【现病史】患儿6年前开始纳差，时好时坏，嗜甘，汗可，热则汗，不易外感，卧姿不定，大便可。舌尖、边红，舌腰－胃小沟，唇红。左、右脉均沉弦滑，手心热。

【个人史】其母对磺胺类药物过敏，出生时体重3.1kg，剖宫产，母乳喂养6个月。

【中医诊断】脾虚积滞证。

【处方】白术10g，枳壳5g，生麦芽30g，甘草5g，大枣3枚，乌药5g，使君子10g，佛手5g。7剂，水煎服，代水饮。

【二诊】2010年4月12日：患儿服药后纳食好转，大便量多。汗可，前时受凉后流涕。舌尖、边红，舌腰－胃小沟，唇红。左脉浮滑，右脉沉滑；手心热。守上方加荆芥穗5g、防风10g。7剂，水煎服，代水饮。

案例解析　枳术丸是消、补两法的代表方，用于治疗脾虚气滞，气机升降失常所致的脾胃疾病，白术倍于枳壳，重在健脾为主，消滞为辅。该患儿脾胃虚弱，运化功能下降，致饮食停滞，见纳差、时好时差、夜间卧姿不定，予枳术丸健脾消滞，使君子消食积，佛手、乌药理气和胃。"甘入脾"，以甘味药补之，予甘麦大枣汤补脾气。二诊患儿服药后纳食好转。近日外感风邪，见受风则流鼻涕，故守方加荆芥穗、防风祛风解表。

案例二　齐某，女，6岁，2010年5月29日初诊。

【主诉】纳差5年。

【现病史】患儿自幼长期纳差，进食量少，体格发育较同龄人矮瘦，夜盗汗，便可，易外感，近时鼻衄。舌红，舌腰－胃沟，唇红。左脉沉弦滑，右脉浮弦滑；手心热汗。

【个人史】出生时体重3.85kg，顺产，母乳喂养5个月。

【中医诊断】肺脾虚弱证。

【处方】当归5g，生黄芪10g，生麦芽30g，甘草5g，大枣3枚，茜草10g，桂枝5g，白芍10g。21剂，水煎服，代水饮。

【二诊】2010 年 6 月 19 日：患儿服药后纳食好转，汗可。时鼻衄，近 2 周少。舌红，舌腰－胃沟，唇红。左脉沉滑，右脉沉细滑；手心汗。守上方去生麦芽、大枣，加三根汤、当归 5g、生黄芪 10g、甘草 5g、生地黄 10g、茜草 10g、桂枝 5g、白芍 10g。7 剂，水煎服，代水饮。

案例解析 归芪建中汤由生黄芪、当归、桂枝、白芍、甘草组成，该方包含了"气"药（黄芪），"血"药（当归），"阳"药（桂枝），"阴"药（白芍）四大要药，可以说涵盖了气、血、阴、阳四个方面，临床中常用于治疗因气血阴阳失调、中焦脾阳不振引起的以气血亏虚、中焦运化失司为基本病机的疾病，在脾胃疾病方面运用广泛，适用于治疗儿童纳差、手足不温、体瘦多病、功能性腹痛、反复呼吸道感染等疾病。该患儿脾胃虚弱，运化功能下降，不能濡养四肢，见纳差、矮瘦；脾虚致土不生金，肺气不足，而易外感，予归芪建中温中健脾、养血补肺；近日鼻衄，予茜草凉血止血；予甘麦大枣汤佐以归芪建中汤甘温补脾。二诊服药后纳食好转，鼻衄有改善，考虑热邪未尽，守上方去甘麦大枣汤，加生地黄助茜草凉血止血，三根汤清热止血，引热邪从小便而走。

案例三 朱某某，男，8 岁，2013 年 6 月 2 日初诊。

【主诉】纳差伴挑食 3 年。

【现病史】患儿近 3 年无明显诱因纳差，挑食，大便干燥。眠时嘴角抽动，流涎。身痒，汗可。舌红，舌腰－胃沟，唇红。左脉沉细滑，右脉沉细弦；手心热汗。

【个人史】出生时体重 3.6kg，纯母乳喂养从 4 个月喂至 19 个月。

【中医诊断】脾胃虚弱，兼阴虚内热证。

【处方】生黄芪 10g，桂枝 5g，白芍 10g，当归 5g，生龙骨、生牡蛎（先煎）各 30g，甘草 5g，石菖蒲 5g，远志 5g，云茯苓 10g，五味子 5g，生地黄 10g。14 剂，水煎服，代水饮。

【二诊】2013 年 8 月 11 日：患儿服药后大便已不干。纳差，挑食，易乏累，叹息，夜间嘴角抽动，抽时流涎，卧不安，嗜肉，后背痒，不思饮。舌偏红，浅痕，舌腰－胃沟，唇红。左脉沉细弦滑，右脉沉细弦；手心热。处方调整为生黄芪 10g，桂枝 5g，白芍 10g，当归 5g，甘草 5g，茯苓 10g，桂枝 5g，白术 10g，生地黄 20g，牡丹皮 5g，地骨皮 5g，茅根 30g，防风 5g，钩藤（后下）10g。28 剂，水煎服，代水饮。

【随访】患儿服药后纳食好转，眠时嘴角抽动除。

案例解析 归芪龙骨牡蛎汤为归芪建中汤加生龙骨、生牡蛎的衍生方，在温中和胃、调和阴阳的基础上，具有安神定志、潜阳固阴的功效。《名医别录》记载龙骨"主治心腹烦满，四肢痿枯，汗出，夜卧自惊……养精神，定魂魄，安五脏"。牡蛎"主除留热在关节荣卫，虚热去来不定，烦满，止汗"，临床中，常用归芪龙骨牡蛎汤治疗小儿夜卧易惊、身体不自主抽动、抽动障碍、多动症等。该患儿素体脾胃虚弱，运化水谷功能欠佳，见纳差、挑食；脾失摄涎，见眠时流涎；脾虚生风，内风扰动肌肉，见眠时嘴角抽动，予归芪龙牡汤健脾温中以摄唾，其中龙骨、牡蛎安神止惊，茯苓、石菖蒲、远志健脾化痰安神益智。脾虚不能布散津液，肠道失于津液濡养，见大便干燥；肌肤失于津液濡养，见身痒，故加生地黄滋阴润肠通便。二诊时患儿服药后仍纳差、挑食、卧不安，恐生龙骨、生牡蛎重镇安神药影响脾胃，故去之，以归芪建中汤健脾温中。眠时流涎、不思饮，加茯苓、白术增强健脾利水作用以摄涎。眠时抽动，加钩藤平肝热止痉、防风祛风止痉。脾虚不能布散津液，肌肤失于津液濡养，见身痒，故加生地黄、牡丹皮、地骨皮、茅根清虚热、凉血止痒。患儿服药后脾胃功能恢复正常，阴阳平和，故纳食好转，眠时嘴角抽动除。

九、腹泻

婴儿腹泻多与母亲的饮食结构、感受风寒邪气有关。幼儿腹泻常因饮食不节，复感风寒湿邪气，或素体脾胃虚弱，感受外邪而致。腹泻的病理因素主要为"湿邪"，治疗过程中，以祛湿为主，除此之外需要辨别患儿是否存在脾胃虚弱、饮食积滞。治"湿"，选用芳香化湿类药物化湿止泻，苍、白术健脾燥湿止泻，配以理气药行气止泻；脾胃虚弱，偏于阳虚者，以小建中汤温中，偏于脾气虚弱者，加山药、芡实、茯苓等健脾止泻；兼有饮食积滞者，加焦三仙消食和胃。

案例一 陈某某，女，6个月，2012年12月22日初诊。

【主诉】大便溏1周。

【现病史】患儿辅食加蔬菜后出现完谷不化，大便溏1周，大便次数正常，大便带血丝。偶嚏，易过敏，身起湿疹，偶打嗝，纳可。双手指纹紫红至风关。舌红，唇红。左、右脉均沉细滑，手心热汗。

【个人史】出生时体重3.15kg，顺产，羊水早破，纯母乳喂养5个月，现混合喂养。

【中医诊断】脾胃虚弱，饮食积滞证。

【处方】三根汤，荆芥穗5g，甘草5g，神曲30g。7剂，水煎服，代水饮。

【随访】患儿服药后腹泻止。

案例解析 婴儿脾胃发育尚未完善，蔬菜性偏寒凉，脾胃消化功能弱，饮食积滞，故出现大便夹不消化食物，选炒神曲，甘温，消食止泻，兼有健脾暖胃的功效，为治疗婴儿消化功能不良所致腹泻的经验用药。患儿又有打喷嚏外感风邪之象，加荆芥穗祛风解表。身起湿疹、双手指纹紫红为内热夹湿之象，加三根汤解表透热利湿，引邪从小便而走。甘草调和脾胃。

案例二 白某某，男，2岁，2012年12月7日初诊。

【主诉】呕吐伴腹泻2天。

【现病史】患儿平素易腹泻。两天前在外饮食后出现呕吐、腹泻，大便日3~7次，大便臭秽，肠鸣。今日已不吐，欲吐。喜俯卧眠，面黄，纳差，小便黄。舌偏红，唇红。左脉沉细弦滑，右脉沉细滑；手心热汗。

【个人史】出生时体重3.25kg，剖宫产（脐带绕颈2周），纯母乳喂养8个月，混合喂养至1岁3个月。

【中医诊断】脾胃虚寒，寒湿夹滞证。

【处方】焦三仙各30g，生黄芪10g，桂枝5g，白芍10g，甘草5g，紫苏梗、藿香梗各5g,姜半夏5g,白术10g,防风5g。7剂,水煎服,代水饮。

【随访】患儿服药后腹泻愈。

案例解析 本案患儿素体脾胃虚弱,见俯卧眠、面黄、纳差。饮食不节之后脾胃运化水谷功能失常,气机升降失常,分消水液功能异常,致呕吐、腹泻、肠鸣;食滞胃肠不化,见大便臭秽。证属脾胃虚寒,寒湿夹滞证。以黄芪、桂枝、白芍、甘草温中益气,白术健脾化湿治其本;藿香梗芳香化湿、醒脾和胃,紫苏梗理气宽中,二药配伍调和脾胃气机,和中化湿止泻治其标,防风祛风化湿、姜半夏燥湿助藿香梗、紫苏梗化湿止泻,焦三仙消食和胃。上药配伍补中兼泄水湿,达到脾胃健运恢复正常,湿邪、饮食积滞祛除,而腹泻愈。

案例三 王某某,女,6个月,2017年11月24日初诊。

【主诉】腹泻1个月余,咳嗽1周。

【现病史】患儿于2017年10月25日开始腹泻伴发热,在当地医院治疗后发热除,腹泻仍作。2017年11月10日在某医院查:淋巴细胞百分比61.64%,中性粒细胞百分比26.84%,嗜酸性粒细胞百分比4.44%。2017年11月23日在某医院查大便常规:外观:黄色黏液便;便镜检:红细胞(+),白细胞(+);隐血试验阴性;轮状病毒阴性。刻下症:大便青黄色,稀便,时带血丝,每日6~7次。1周前出现咳嗽、清稠涕,晨起咳,痰音。纳差,汗出多,卧不安,弄舌。舌偏红,苔白满,唇红。左、右脉均沉细滑,手心热。

【个人史】出生时体重3.55kg,剖宫产。

【中医诊断】脾胃虚弱,兼痰热蕴肺证。

【处方】三根汤,焦三仙各10g,黛蛤散(布包)20g,鱼腥草(后下)20g,五味子5g,苏叶5g,姜半夏5g。3剂,水煎服,代水饮。

【二诊】2017年11月26日:患儿服药后咳嗽减轻。今晨大便成形,仍次数多,便绿,弄舌减轻。纳差,清涕,偶呕吐,时发热。舌尖、边红,唇红。左、右脉均沉细滑,手心热。处方:①炒山药50g,炒白术50g,白扁豆60g,茯苓50g,炒薏米100g,炒神曲60g。1剂,共研极细末,每次10g,红糖水调成糊状,每日2次。②生黄芪10g,苍、白术各5g,防风5g,荆芥穗5g,鱼腥草（后下）20g，生甘草5g，三根汤。7剂，水煎服，代水饮。

【三诊】2017年12月1日：患儿服处方1药粉后腹泻减轻，大便成形，每日3次。弄舌止，咳嗽减轻，咽有痰。近两日揉鼻、揉眼，嚏涕，颈部皮肤红，汗出多，时吐奶。舌偏红，苔白满，唇红。左脉沉细滑，右脉沉细弦，指纹紫红至风关；手心热。处方调整为生黄芪10g，白术10g，防风5g，三根汤，荆芥穗5g，牛蒡子10g，黛蛤散（布包）20g，鱼腥草（后下）20g，金荞麦10g，生甘草5g。7剂，水煎服，代水饮。

【随访】患儿服药后腹泻止，咳嗽愈。

案例解析　一诊：《诸病源候论》曰："小儿腑脏之气软弱，易虚易实。"该患儿已腹泻月余，本已久泻伤脾，近日又感受外邪，导致痰热内生。《万氏秘传片玉心书》记载：弄舌，为"脾脏微热"。患儿腹泻日久耗及津液，而见弄舌，且患儿出汗多，说明有津伤内热扰动之象。故选用甘寒之品三根汤，清热同时顾护津液，兼有分利水湿功效；咸寒之品黛蛤散，以潜镇内热，配鱼腥草，清热化痰；胃气不能蒸腾水液，见舌苔白满，故加苏叶、姜半夏，一则护胃气，防止药物寒凉伤及胃气；二则降逆化痰止咳。焦三仙健脾和胃，五味子酸收以助止泻。

二诊：患儿服药后咳嗽减轻，弄舌减轻，大便成形，说明内热已减。此时当以健脾祛湿为主。处方1选用炒山药健脾，炒白术、白扁豆、茯苓健脾利湿止泻，炒薏米渗湿止泻而清热，炒神曲健脾温胃、消食止泻，六药合用，健脾祛湿止泻。处方2选用玉屏风散肺脾之气同补，兼祛邪。其中生黄芪补脾肺气，苍、白术合用，既健脾、又燥湿，是治疗腹泻的常用药对。荆芥穗、防风祛风散寒，同时防风胜湿以助于止泻；鱼腥草清热化痰止咳；甘草和中，调和诸药。

三诊：患儿服药后腹泻改善，大便成形，弄舌止。湿邪已减，肺脾虚之象仍在，近两日外感风邪症状增多，故守上方去苍术，改成白术10g，增强健脾作用，加牛蒡子疏风清热，黛蛤散、金荞麦加强清热止咳化痰力度，三根汤增强清热利尿透邪作用，给邪气以出路。上药配伍攻补兼施，扶正祛邪，使邪气从皮肤和小便而走。患儿服药 1 周后痊愈。

十、便秘

正常大便的次数为每日一行，或两日一行，或一日二次。大便不畅是指大便黏滞难下、后重不畅。便秘是指大便秘结、数日一行，多见于肠燥津亏，水不行舟，亦见于水液运化失常。治疗肠燥便秘多用润肠之法如桃、杏、松、柏、李润肠通便；水不行舟所致便秘用增水行舟之法增液行舟，如增液汤等；水液运化异常所致便秘用五苓散、猪苓汤调整水液运化。

案例 徐某某，男，11 个月，2021 年 11 月 25 日初诊。

【主诉】大便干成球，4～5 日一行近半年。

【现病史】患儿自 6 个月开始加辅食后出现大便干成球。通过饮食调整，配各种蔬菜、水果及口服益生菌、多饮水均无效果。患儿排便时哭闹、满头大汗，甚者出现肛裂，开始使用开塞露。2021 年 9 月初开始给患儿服三根汤、生地黄、枳壳、甘草，服药前几天有效，后无效。上方又加增液汤后仍无效。采用小儿推拿手法，亦无效。刻下症：大便干成球，4～5 每日一行。患儿不排大便 4～5 天内无明显不适感。5 天之后会有睡不踏实。饮水多，小便多，每天换数不清的尿不湿，纳可，眠可。

【中医诊断】水饮内停，津液输布失常证。

【处方】猪苓 5g，茯苓 5g，炒白术 10g，桂枝 5g，泽泻 5g。5 剂，水煎服，代水饮。嘱上方熬好后加蜂蜜，代水饮。

【随访】患儿服药 2 剂后开始起作用，服 5 剂后大便正常，每日一行。

案例解析 患儿加辅食后突然出现便秘情况。患儿家长已使用润肠、健脾理气通便法均无效。细问家长患儿虽 4～5 日不排便，但无明显不适感。大便干成球，小便反多，且有口渴思饮，为脾运化水液失常，不能将水液传于大肠所致，与《伤寒论·辨阳明病脉证并治》第 244 条"太阳病，寸缓、关浮、尺弱，其人发热汗出，复恶寒，不呕，但心下痞者，此以医下之也。如其不下者，病人不恶寒而渴者，此转属阳明也。小便数者，大便必硬，不更衣十日，无所苦也。渴欲饮水，少少与之，但以法救之。渴者，宜五苓散。"病机吻合。为水液运化紊乱所致的便秘，故以五苓散治之。患儿服药后便秘改善。

十一、腹痛

儿童腹痛是临床常见疾病。"通则不痛，痛则不通"是腹痛的基本病机，临床中通过"望闻问切"四诊来了解患儿腹痛的原因。儿童腹痛进行疾病诊断时需参考西医的诊断决定如何治疗。如果诊断是"急腹症"，直接转院，以免耽误治疗时机；如果诊断是"肠梗阻""肠套叠"，可以在家长同意又有手术保障的情况下用"小承气汤""大柴胡汤"通腑泄热；如果诊断是"慢性阑尾炎"，"板状腹、反跳痛"不严重，发热不高，可用"大黄牡丹皮汤""当归芍药散"加败酱草泻热破结、消痈止痛；如果诊断是"肠痉挛"，有受凉史，有"进行性绞痛"，选用"归芪建中汤""理中汤"温中缓急止痛；如果是"胃肠型感冒"引起腹痛，伴随畏寒、清涕、腹泻等，可选"藿朴夏苓汤""藿香正气散"芳香化湿止痛；如果是"停食"所致，口臭、矢气臭、腹胀痛，可选用"焦四仙""焦三仙""枳实导滞丸"消食导滞；如果是"肠炎"所致腹痛，西医化验血常规白细胞高、大便有菌群感染，可选用"香连丸""芍药甘草汤"加蒲公英、马齿苋清热燥湿、理气止痛。

案例一 李某，男，5岁，2019年6月7日初诊。

【主诉】间断性腹痛1个月余。

【现病史】患儿近1个月间断性腹痛，疼痛可自行消除，晕车，盗汗，挑食，体瘦，易外感，便干。下眼睑瘀黑征。舌红，苔白满，唇红。左脉沉细滑，右脉沉细弦滑；手心凉汗。

【个人史】出生时体重3.55kg，顺产，羊水少，奶粉喂养。

【中医诊断】脾胃虚寒，气血失调证。

【处方】生黄芪10g，当归5g，桂枝5g，白芍10g，防风5g，云茯苓10g，炒白术10g，甘草5g，五味子5g，党参5g，麦冬5g，使君子10g。14剂，水煎服，代水饮。

【二诊】2019 年 7 月 12 日：患儿服药后腹痛除，便改善，晕车轻，下眼睑瘀黑征减轻。刻下症：纳差，大便可，1～2 日一行，夜盗汗，时夜抽动，不思饮。舌偏红，舌腰 - 胃沟，唇红。左脉沉细弦，左手心汗；右脉沉细弦，右手心凉汗。处方调整为生黄芪 10g，当归 5g，桂枝 5g，白芍 10g，防风 5g，云茯苓 10g，炒白术 10g，甘草 5g，五味子 5g，党参 5g，使君子 10g，生龙骨、生牡蛎（先煎）各 30g。14 剂，水煎服，代水饮。

案例解析 一诊：患儿平素挑食，导致营养吸收不均衡，日久伤及脾胃，脾胃运化功能减弱，不荣则痛，而致间断性腹痛、体瘦、下眼睑瘀黑征，故选归芪建中汤温中散寒、缓急止痛。脾运化水液功能亦随之减弱，津液代谢失调，故现晕车、舌苔白满，选用苓桂术甘汤温阳化饮。经常外感，故增玉屏风散补肺气，舌红、大便干、夜间盗汗，为阴血不足，加生脉散养阴。

二诊：患儿服药后腹痛除。大便改善、晕车改善、下眼睑瘀黑征减轻，故效不更方。患儿夜间寐时抽动，增生龙骨、生牡蛎与桂枝白芍合为桂枝加龙骨牡蛎汤的变方，健脾温阳，充营血，而护阴精。且龙骨、牡蛎能镇静潜阳，收敛固汗。符合中医"同病异治，异病同治"的治则，不受西医病名的约束。

案例二 王某，女，5 岁，2018 年 12 月 2 日初诊。

【主诉】阵发性腹痛 1 周。

【现病史】患儿近 1 周阵发性腹痛，脐周疼，按揉则舒。刻下症：脐周疼，喜按揉，纳则恶心，皮肤痒，二便调。舌红，苔白满，地图舌，舌腰 - 胃 - 心沟，唇红。左脉沉细弦数，右脉沉滑数；手心热汗。

【个人史】出生时体重 3.55kg，剖宫产（头位、脐带绕颈），羊水少，混合喂养，过敏体质，对鸡蛋、牛羊肉、海鲜、芒果过敏。

【中医诊断】脾胃虚寒证。

【处方】生黄芪 10g，桂枝 5g，白芍 10g，当归 5g，甘草 5g，使君子 10g，牡丹皮 5g，苏叶 5g。14 剂，水煎服，代水饮。

【二诊】2018 年 12 月 30 日：患儿服药后地图舌除，皮肤痒除，腹痛轻，纳则恶心减轻，仍皮肤干。二便调。舌红，苔白满，舌腰-胃沟，唇红。左、右脉均沉细弦；手心热汗。处方调整为生黄芪10g，桂枝5g，白芍10g，当归5g，甘草5g，使君子10g，牡丹皮5g，苏叶5g，姜半夏5g，三根汤。14剂，水煎服，代水饮。

案例解析 该患儿为虚寒性腹痛。患儿脐周疼1周，按揉后缓解，说明为里证，为虚证，为"不荣则痛"，病位在脾胃，选桂枝剂温中散寒、缓急止痛。其中桂枝温通经脉、助阳化气、散寒止痛；白芍敛阴止汗、柔肝止痛。脾胃虚弱，运化水谷能力减弱，水谷精微生成减少，又肺经起于中焦，故肺之气血易受影响，肺其华在皮，皮肤亦得不到精微物质的滋养，而现皮肤痒，故增黄芪、当归补益气血，牡丹皮活血凉血祛瘀。患儿纳后恶心，苔白满，提示胃气不降，故选苏叶降胃气，使君子消食助胃气下降。患儿服药后地图舌除，皮肤痒除，腹痛、纳后恶心减轻，效不更方，增姜半夏加强降逆和胃之力。仍皮肤干，且患儿有过敏性鼻炎史，增三根汤清透肺经热邪，其中茅根有凉血作用，可治疗因血虚而产生的血热。

案例三 钱某某，男，8岁，2006年7月9日初诊。

【主诉】阵发性脐周痛1个月余。

【现病史】患儿近1个月阵发性脐周疼，疼痛可自行缓解。时音哑，饮凉，多汗、眠差、盗汗，纳差、偏食面，大便干硬。舌偏红，舌前肝胆双纵纹，苔满，舌下瘀轻。左脉寸关浮弦，尺沉细弦；右脉寸关浮弦，尺沉弦；手心汗。

【个人史】出生时体重3.3kg；母乳喂养3个月；幼时俯卧眠。

【中医诊断】脾虚积滞证。

【处方】桂枝5g，白芍10g，甘草5g，焦四仙各40g，生地黄20g，石菖蒲5g，远志5g，益智仁20g，枳壳5g，生白术10g。7剂，水煎服，代水饮。

【随访】患儿服药后腹痛愈，纳食好转。

案例解析 该患儿为脾虚积滞腹痛。脐周痛可自行缓解，为虚证，不荣则痛。脾胃虚弱，运化功能下降，饮食积滞，则纳差、苔满；食积化热，肠腑不通见思凉饮、大便干，予桂枝剂温中健脾，枳术丸配焦四仙健脾消食，生地黄清热润肠通便。脾胃虚弱，胃气不和，痰湿内生，则眠差，予石菖蒲、远志、益智仁化痰安神。患儿服药后脾胃运化恢复正常而愈。

十二、肠系膜淋巴结炎

小儿肠系膜淋巴结炎是引起儿童反复腹痛的原因之一，多由病原体感染引起非特异性肠系膜淋巴结肿大，常并发于上呼吸道感染、肠道感染中或之后，易反复发作。临床中观察到，引起小儿发生肠系膜淋巴结炎的原因主要有以下三点。一因患儿素体脾胃虚弱，感受外邪后不仅侵犯肺卫，同时邪气亦侵犯于里，形成"合并"，即上呼吸道感染合并肠系膜淋巴结炎感染的证候。治疗过程中，若未考虑到脾胃虚弱的问题，有可能出现表邪已解，而里邪未尽，邪气留恋于腹，造成病情反复发作。二因呼吸道感染恢复期，护理不佳，或贪食凉饮，或肥甘厚腻，进一步增加脾胃负担，造成脾阳不振，邪气留恋，不荣则痛。三因现代社会儿童娇生惯养，形成肝气旺盛，疏泄失常，克伐脾土，导致胃肠气机升降失调，不通则痛。

儿童脾胃虚弱贯穿在肠系膜淋巴结炎发病的各个阶段，因此，治疗中首要健脾和胃。依据张仲景《伤寒论》第 100 条"伤寒，阳脉涩，阴脉弦，法当腹中急痛，先与小建中汤"的理法，临床善以小建中汤温中缓急止痛，治疗脾胃虚弱又反复呼吸道感染，表现出腹隐痛、纳差、手足凉者。对于内热不甚，但舌尖红，邪气留恋者，配三根汤，甘寒清热透邪外出；腹痛，兼有食积、舌苔厚腻、大便干者，配枳术丸消积化滞；肝气旺盛，肝气克伐脾土，性情急躁、易哭闹、面色黄者，配甘麦大枣汤疏肝安神兼消食；肝气克伐脾土，胃肠气机升降失常，伴有肠鸣、痛则便、矢气则舒者，配痛泻要方疏肝缓急止痛；脾阳不振，痰湿内生，头晕、水滑苔、易晕车者，配苓桂术甘汤温中化饮。除此之外，常选用使君子作为治疗肠系膜淋巴结炎的效药。使君子具有杀虫消积的作用，不同于其他杀虫药性属苦辛，其性甘温，《本草纲目》言："既能杀虫，又益脾胃。"适用于脾胃虚弱兼有肠系膜淋巴结炎的患儿。

案例一 武某某，男，4岁，2013年9月16日初诊。

【主诉】纳前脐周痛10天。

【现病史】患儿10天前纳前脐周痛，在外院查白细胞高，排除阑尾炎，B超示肠系膜淋巴结肿大；3天前外感，低热1天，现体温正常。刻下症：脐周痛，大便可，肠鸣，矢气则舒，俯卧眠，爱哭，纳食一般。舌边、尖红，舌腰－胃沟，唇红。左脉沉细滑，手心汗；右脉沉细滑，手心热汗。

【中医诊断】脾胃虚弱，肝气乘脾证。

【处方】桂枝5g，白芍10g，苍术5g、白术5g，防风5g，陈皮5g，生麦芽30g，大枣3枚，甘草5g，苏叶5g，姜半夏5g。7剂，水煎服，代水饮。

【随访】患儿服药后脐周痛除，复查B超示肠系膜淋巴结肿大消除。

案例解析 该患儿平素俯卧眠、纳一般，为脾胃运化功能较差的表现，近日感染后出现邪气入里，气机运行受阻，见脐周疼痛，选小建中汤，一方面温中和胃，调脾胃虚弱之本，另一方面可缓急止痛。患儿平时爱哭，又见肠鸣、矢气则舒，为肝气克伐脾土，胃肠气机升降失调所致，故加痛泻要方疏肝理脾、柔肝止痛；加甘麦大枣汤养心安神；苏叶、姜半夏和降胃气。患儿服药后脾胃气机升降功能恢复正常，腹痛而愈。

案例二 庄某某，女，6岁，2019年5月20日初诊。

【主诉】时阵发性腹痛半年余。

【现病史】2018年10月患儿出现腹泻伴呕吐，经治疗后腹泻止、呕吐除，出现阵发性腹痛，大便量少、干。北京某医院B超提示肠系膜淋巴结肿大。刻下症：时阵发性腹痛，无身痒，性急，爱哭，大便干。舌红，舌根苔白满，舌腰－胃浅沟，唇红。左脉沉细弦，右脉沉细滑；手心热汗。

【中医诊断】脾胃虚弱，胃肠积滞证。

【处方】桂枝5g，白芍10g，生地黄20g，焦三仙各30g，枳壳5g，使君子10g。14剂，水煎服，代水饮。

【二诊】2019年6月24日：患儿服药后腹痛除。纳可，便不畅，无肠鸣矢气。舌偏红，舌腰－胃浅沟，唇红。左脉浮细弦数，右脉沉滑数；手心热汗。处方调整为桂枝 5g，白芍 15g，生地黄 20g，焦三仙各 30g，枳壳 5g，甘草 5g，大枣 3 枚，使君子 10g。7 剂，水煎服，代水饮。

案例解析 患儿 2018 年 10 月吐泻后伤及脾胃，脾胃运化功能下降，疏布于肠道津液不足，见大便干。脾胃运化功能下降，推动无力则大便量少，饮食积滞于腹中，造成气机运行不畅，不通则痛，见阵发性腹痛。证属脾胃虚弱，胃肠积滞证。故选用小建中汤温中缓急止痛，生地黄滋阴润肠，焦三仙、枳壳消食导滞，使君子健脾和胃、消积止痛。诸药相伍，温中兼消，促进脾胃运化功能恢复正常。二诊时患儿服药后腹痛除，但仍大便不畅，守方加甘草、大枣，白芍改为 15g，增强改善肠蠕动的作用。甘草、大枣甘温，助桂枝、白芍温中缓急止痛。

案例三 杨某，女，5 岁，2019 年 3 月 23 日初诊。

【主诉】腹痛 2 周余。

【现病史】患儿因"腹痛"在北京某医院诊断为颌下、腹腔淋巴结肿大。腹痛，纳差，盗汗，鼻塞，咽有痰，手脱皮，便干。过敏性鼻炎史。舌偏红，苔白满，舌胃－心沟，唇红。左、右脉均沉细滑，手心热。

【个人史】出生时体重 2.3kg，早产，顺产，纯母乳喂养 4 个月。

【中医诊断】脾胃虚寒，上焦郁热证。

【处方】桂枝 5g，白芍 10g，生麦芽 30g，五味子 5g，党参 5g，麦冬 5g，大枣 3 枚，使君子 10g，生地黄 20g，荆芥穗 5g，牛蒡子 10g，炙甘草 6g。7 剂，水煎服，代水饮。

【二诊】2019 年 4 月 19 日：患儿服药后手脱皮止，腹痛除，盗汗除，颌下淋巴结疼一次，鼻涕止。刻下症：晚鼻塞，咽不利，爱哭，爱生气。大便已不干，每日一行。舌红，唇红。左脉沉细弦，右脉沉细滑；手心热汗。处方调整为桂枝 5g，白芍 10g，牛蒡子 10g，大青叶 10g，川芎 5g，白芷 5g，生地黄 20g，生麦芽 30g，炙甘草 6g，大枣 3 枚，使君子（打）10g。14 剂，水煎服，代水饮。

案例解析 一诊：西医诊为腹腔淋巴结肿大引起的腹痛。患儿平素纳差，且有过敏性鼻炎史，提示肺脾功能均较弱。脾胃为后天之本，气血生化之源，该患儿平素性格急躁、爱哭、手脱皮，选用小建中汤温中健脾，使君子消食杀虫治腹痛，甘麦大枣汤补益心脾、缓急安神。风热之邪郁于上焦，则咽有痰、鼻塞、舌边、尖红，予牛蒡子清热解毒、利咽消肿，荆芥穗辛散透邪外出。夜盗汗、大便干，予生脉饮益气养阴敛汗，生地黄清热润肠通便。

二诊：患儿服药后盗汗止，阴血不足亦减轻，故去生脉散，加川芎、白芷增强通鼻窍散寒的作用。处方中没有消颌下、腹腔淋巴结肿大的特效药，然而痛止结消，就是体现了中医的整体观，周身的调节治愈局部的病痛。

十三、口腔溃疡

口腔溃疡（俗称"口疮"），是口腔黏膜损伤后所致。正常情况下，口腔黏膜有很强的修复能力，损伤后几分钟之内就能修复。通过临床观察脂肪肝、乙肝患者及饮酒、熬夜等人，他们的免疫功能降低，容易发生口腔溃疡，而这些人的共性是阴血不足，虚火上炎，由此推论：修补口腔黏膜材料可能在肝内生成，而上述人的体质属于修补口腔溃疡的材料生产不足，导致经常发作口腔溃疡，也可以理解为"燥热伤阴"。治疗中辨析患者的阴伤在哪个部位，选以主方，再配黄连生蒲黄清火化瘀，促进黏膜修复。

案例 赵某某，男，3 岁，2010 年 8 月 12 日初诊。

【主诉】口腔溃疡 4 天。

【现病史】患儿 4 天前吃虾后发热，热退后起口腔溃疡至今。数日未便，俯卧眠，多汗，眠时汗，烦躁，不思饮，黄尿。舌偏红，舌根苔满，唇红。左脉沉弦数，右脉浮滑数；手心热汗。

【中医诊断】胃肠积热证。

【处方】生蒲黄 5g，生地黄 10g，黄连 3g，五味子 5g，沙参 10g，麦冬 10g，芦根 30g，甘草 5g。7 剂，水煎服，代水饮。

【随访】患儿服药后口腔溃疡愈，且患儿感觉药不苦。

案例解析 患儿因饮食不节致胃肠积热而发热。发热虽退，但积热未消除，而见胃火上饶于舌，出现口腔溃疡、舌根苔满，选生蒲黄配黄连，生蒲黄活血消肿、黄连清胃降火，为治疗口腔溃疡的对药；热邪伤津，见大便不通、尿黄，予生地黄、麦冬、沙参，仿增液汤之意增液、润肠、通便；加芦根清热，引邪从小便而走。热邪伤津，津伤耗气，气阴两虚见多汗、眠时汗，予生脉散益气养阴敛汗。

儿童味觉尚未发育完全，黄连味苦但能清热，所以只要服药舒服，儿童就可以接受，表现出"趋利避害"的生物本能。用药"少而精"，才能达到这种效果。

十四、唇炎

唇炎表现为唇周皮肤干痒、脱屑、皲裂、结痂等，与习惯性舔唇、过敏等因素有关。唇属脾，《诸病源候论》言"脾胃有热，气发于唇，则唇生疮"，唇炎病机与脾胃有热有关，此热并非实热，为虚热所致，临床以益气健脾养阴兼清虚热法治疗，取得一定疗效。

案例 赵某某，男，11岁，2016年11月19日初诊。

【主诉】唇周干痒1个月。

【现病史】患儿近1个月唇周干痒。喜舔唇周，时晕车，纳可，嗜辛、咸、甘，大便干。舌红，舌心沟，唇红。左脉沉细弦数，右脉沉滑数；手心热汗。

【中医诊断】脾气虚证。

【处方】生脉散合苓桂术甘汤加减。天、麦冬各5g，党参5g，五味子5g，黄连3g，生蒲黄（布包）5g，茯苓10g，川桂枝5g，白术10g，生甘草5g，三根汤。7剂，水煎服，代水饮。

【二诊】2016年11月26日：患儿服药后仍唇周干痒，唇周红。大便干，时晕车。舌红，苔白满，唇红。左脉沉细滑，右脉沉细弦滑；手心热。处方调整为银柴胡5g，防风5g，乌梅10g，甘草5g，五味子5g，生地黄20g，玄参

10g，麦冬 5g，云茯苓 10g，桂枝 5g，炒白术 10g。7 剂，水煎服，代水饮。

【随访】患儿服药后唇周干痒已愈，大便通畅。

案例解析 初诊从脾虚论治，效果不佳。二诊患儿服药后仍唇周干痒、唇周红、大便干，但数脉已消除，考虑内热减轻，其唇周干痒、反复舔唇等同反复加强外部刺激，是否与过敏有关？姑且试之，选用过敏煎配增液汤清虚热，祛风止痒，滋阴通便。脾阳虚弱，运化水液失常，见晕车，以苓桂术甘汤温阳化饮。患儿服药后有效，证明思路正确，为以后治疗唇周干痒增加一法。唇周干痒习用"植物油"或者"动物油"外涂，较"润唇膏"效佳。

十五、湿疹

湿疹是反复发作的皮肤病，可发生在机体的任何部分，表现为渗出、瘙痒，甚则糜烂等特点。在临床观察到儿童出生时羊水早破、羊水少，容易发生湿疹；免疫力低下的儿童，也容易发生湿疹；有糖尿病家族史的儿童也容易发生湿疹。湿疹如果对称发生要考虑神经因素。风、湿、热是湿疹反复发作的病理因素。其发作部位在皮肤。反复发作，伴有气虚症状者，常选玉屏风散益气固表且防风胜湿，白术健脾祛湿以杜生湿之源。风邪、湿邪偏重者，常选消风散加减。以湿热为主，选麻黄连翘赤小豆汤清热利湿；伴有大便秘结者，加升降散加减治疗。以阴虚风热为主，选过敏煎祛风清热。兼有血虚风燥为主者，选地骨皮饮清热凉血止痒。对称性湿疹，反复发展，兼有烦躁、性情急躁不安者，选柴桂龙牡汤加减。

案例一 郎某某，男，8 岁，2015 年 5 月 24 日初诊。

【主诉】反复湿疹 5 年，加重半个月。

【现病史】患儿近 5 年来身上反复起湿疹，以肘窝、耳后对称湿疹为主，冬、春季湿疹加重。刻下症：肘窝、耳后可见对称湿疹，皮损干燥，粉红色，无渗出物，可见搔痕。前时咽峡炎，现呛咳。纳多，性急，眠可，便可。舌偏红，舌胃 - 心沟，唇红。左、右脉均沉细弦，手心热汗。

【中医诊断】营卫不和证。

【处方】桂枝5g，白芍10g，生龙骨、生牡蛎（先煎）各30g，五味子5g，牡丹皮5g，生地黄20g，薄荷（后下）10g，川芎5g，茯苓10g，甘草5g，白术10g。14剂，水煎服，代水饮。

【随访】患儿服药2剂后皮疹明显消退，后逐渐痊愈。

案例解析 临床中观察到湿疹呈对称性发作，且皮损干燥、无渗出物，为营卫功能紊乱所致，可以理解为自主神经功能紊乱，类似于神经性皮炎，治疗选用具有调和自主神经功能的桂枝加龙骨牡蛎汤为主方加减治疗。该患儿肘窝、耳后对称性湿疹，选用桂枝加龙骨牡蛎汤调和营卫。皮疹粉红色，为阴虚虚热之象，而非实热，故选牡丹皮、生地黄清热凉血，川芎活血祛风。加茯苓、白术健脾利湿，杜湿邪内生。患儿前时咽峡炎后呛咳，加薄荷疏风清热止咳。患儿服药后营卫调和，虚热消除，故湿疹痊愈。

案例二 孙某某，男，7岁，2018年11月25日初诊。

【主诉】身起皮疹3个月余。

【现病史】3个月前患儿身起皮疹，痒。外院诊断：湿疹。使用外用激素后好转，停用则反复。皮肤可见皮疹，色红，痒。皮肤干，便可，纳差，挑食，卧不安，俯卧眠，嗜酸。舌红，浅痕，舌胃沟，唇红。左脉沉细滑数，右脉浮细弦；手心热汗。

【个人史】出生时体重4.1kg，顺产。

【中医诊断】肺脾两虚，血虚风燥证。

【处方】银柴胡5g，防风5g，乌梅10g，甘草5g，五味子5g，桂枝5g，白芍10g，生黄芪10g，白术10g。14剂，水煎服，代水饮。

【随访】患儿服14剂后湿疹愈。

案例解析 患儿素体脾胃虚弱，运化失司，见纳差、挑食、卧不安；脾胃为肺之母，脾胃虚弱日久，导致肺失于濡养，肺气不足，又感风热之邪，客于肌肤，风胜则燥，见皮肤干燥，皮肤起皮疹、红痒。证属肺脾两虚，血虚风燥证。故以小建中汤温中健脾，补土生金；以玉屏风散补脾肺之气；患儿又嗜酸，以过敏煎酸甘化阴，祛风清热；三方合用，标本同治，补中有散、有清，患儿服药后湿疹痊愈。

十六、荨麻疹

荨麻疹相当于中医学"风块疹""瘾疹"等病证范畴。治疗荨麻疹，病因多从风、湿、热、瘀等方面考虑，治法以祛风、祛湿、清热养阴、凉血、活血化瘀等为原则。临床在辨证基础上，抓主症选方用药，可取良效。常用方为玉屏风散、小建中汤、麻黄连翘赤小豆汤、过敏煎、地骨皮饮等，常用药如白茅根、生地黄、牡丹皮、地骨皮、白鲜皮、地肤子、荆芥等。上述方剂及中药，是从清热凉血、祛风、除湿、解毒等角度治疗荨麻疹。

案例　于某某，男，10 岁，2020 年 12 月 12 日初诊。

【主诉】身起丘疹、身痒 2 年余。

【现病史】患儿 2 年前身起丘疹，瘙痒，外院诊断为荨麻疹，曾服西药抗过敏药。刻下症：身起丘疹，遇风则起，受凉加重，伴皮肤瘙痒，动则汗，畏热，不思饮，夜卧不安，嗜甘、咸，纳食一般，大便偏干，夜 9 点半眠。舌红，唇红。左脉沉细滑，右脉沉滑；手心热汗。

【个人史】出生时体重 4kg，剖宫产（头大），混合喂养。

【家族史】其母患妊娠糖尿病，其爷爷患糖尿病。

【中医诊断】血热风燥，气虚不固证。

【处方】生黄芪 10g，炒白术 10g，防风 5g，桂枝 5g，白芍 10g，五味子 5g，煅龙骨、煅牡蛎（先煎）各 30g，生地黄 20g，牡丹皮 5g。7 剂，水煎代水饮。

【二诊】2021 年 2 月 27 日：患儿服上方 14 剂后各症轻，后因各种原因未及时就诊。近期症状反复，但没有以前发作时严重，遇风易起丘疹，时身痒，家长述效好，不要减药，再加些治疗感冒的药以防感冒，夜痒时影响睡眠。舌红，舌心沟，舌面横纹，唇红。左、右脉均沉细，手心热。处方调整为生黄芪 10g，炒白术 10g，防风 5g，桂枝 5g，白芍 10g，五味子 5g，煅龙骨、煅牡蛎（先煎）各30g，生地黄20g，牡丹皮5g，白鲜皮5g，三根汤。7剂，水煎代水饮。

案例解析 在治疗本例患儿中考虑病久正气虚。正气虚弱致使儿童易患荨麻疹、鼻炎等疾患，故治疗中应兼顾扶正固本的治疗原则，运用祛风、清热、凉血、养阴法治疗荨麻疹。

一诊：患儿患荨麻疹两年余，遇风、受凉加重则起丘疹，身痒，为风燥之证，祛风养血凉血为治疗之法；动则汗，为气虚不固；畏热、身痒，为血热阴虚之证；故选用玉屏风散益气固表，五味子酸甘化阴，生地黄、牡丹皮凉血止血、清热养阴。

二诊：患儿服上方效好，因一些原因停药后反复，家长叙述患儿感冒易反复，故上方加三根汤预防感冒，夜痒加白鲜皮祛风燥湿止痒。

十七、过敏体质

过敏体质根本因素在于机体的非正常、过激的免疫应激。排除过敏原，调节抵抗力是治疗原则。临床常辨证使用归芪建中汤、玉屏风散、过敏煎、麻黄连翘赤小豆汤等。常用归芪建中汤、玉屏风散调节患者虚性体质，以提高免疫功能；用过敏煎进行脱敏，麻黄连翘赤小豆汤清除体内的湿热。

案例 林某某，女，2岁，2021年12月12日初诊。

【主诉】易腹泻、耳根湿疹1年余。

【现病史】患儿乳糖不耐受，纳佳，食氨基酸奶粉大便正常，食过敏物则腹泻，2岁时发现肠道过敏，对牛奶、鸡蛋、海鲜、坚果、热带水果等多种物质过敏。大便头干、夹不消化食物。耳根湿疹。夜鼻塞，夜呼吸音重，时夜打鼾，夜过敏性咳。入睡可，眠易醒，夜啼1~4次，仰卧眠或侧卧眠，盗汗，脾气急，无抽筋，身高增长慢，近半年体重无增加。舌边、尖红，唇红。右脉沉细弦，左脉沉细滑；手心汗。

【个人史】顺产，出生时体重3.35kg，羊水少、浑浊，前3个月混合喂养，第4个月起奶粉喂养，6个月加辅食。

【处方】银柴胡 5g，防风 5g，乌梅 10g，五味子 5g，生地黄 20g，生麦芽 30g，大枣 3 枚，石菖蒲 5g，炒远志 5g，炙甘草 6g。7～28 剂，水煎口服，代水饮。

【二诊】2022 年 5 月 29 日视频问诊：患儿服药后症轻，耳后湿疹轻，2022 年 3 月在北京某医院查过敏原值明显下降。10 天前起身起痒疹，服抗过敏药后症轻，停药爆发，遇风起疹多，饮可，无晕车，服中药期间眠可，停药卧不安但较前好，眠易醒，入睡慢，大便可，脱发。舌红，舌根白苔，唇红。处方调整为银柴胡 5g，北防风 5g，酸乌梅 10g，五味子 5g，生地黄 20g，生麦芽 30g，大枣 3 枚，石菖蒲 5g，炒远志 5g，炙甘草 6g，牡丹皮 5g，生龙骨、生牡蛎（先煎）各 30g。28 剂，水煎口服，代水饮。

案例解析　该患儿对多种食物过敏，机体表现出多种过敏性疾病，湿疹、过敏性鼻炎、过敏性咳嗽，且患儿盗汗、眠易醒、大便干，阴虚之象较显，选过敏煎祛风止痒、清虚热，生地黄养阴润肠通便。脾气急、夜啼、大便夹不消化食物，予甘麦大枣汤养心安神、益脾气，石菖蒲、远志安神益智。二诊患儿服药后过敏原值明显下降，近日身起痒疹，效不更方，加牡丹皮凉血止痒，生龙骨、生牡蛎配五味子既可镇静安神，又可抗过敏。

十八、遗尿

小儿由于"稚阳未长"，而"阳化气"，即阳气具有管控气化的功能。肾阳不足，气化功能弱，不能正常控尿，则夜间遗尿。西医认为，小儿神经功能发育不完全，膀胱括约肌、逼尿肌不协调，造成夜遗尿。临床用补肾阳的方法，改善小儿的气化功能，达到治愈小儿遗尿的目的。

案例一　李某某，女，11 岁，2006 年 5 月 8 日初诊。

【主诉】间断性尿床 6 年。

【现病史】患儿素有尿床，近 6 年劳累或紧张则夜间尿床 1 次。舌边、尖红，舌下瘀，唇红。左、右脉均浮细弦，手心热汗。

【中医诊断】阴阳失调证。

【处方】桂枝龙牡汤合甘草干姜汤加减。桂枝5g，白芍10g，生龙骨、生牡蛎（先煎）各30g，甘草5g，干姜5g，大枣7枚，益智仁10g，石菖蒲5g，远志5g，生地、熟地各15g，五味子5g。14剂，水煎服，代水饮。

【随访】2006年7月10日，患儿服药后遗尿少。

案例解析　患儿紧张时自主神经功能紊乱，阴阳失调，阳气不能固摄尿液，则夜间出现遗尿，予桂枝加龙骨牡蛎汤调摄阴阳；甘草干姜汤温阳化气，益智仁益肾固精缩尿；生地、熟地、五味子填精益肾；石菖蒲、远志、益智仁安神益智开窍，消除患儿的紧张情绪。

案例二　乔某某，男，8岁，2016年9月4日初诊。

【主诉】尿床3年。

【现病史】患儿自幼夜间尿床1次，尿床时叫不醒，晚眠，偶梦呓。畏寒，便可。舌偏红，浅痕，唇红。左、右脉均浮细弦，手心热汗。

【中医诊断】脾肾阳虚证。

【处方】真武汤合干姜甘草汤加减。茯苓10g，制附片（先煎）5g，干姜3g，甘草5g，白芍10g，白术10g，生白果10g，石菖蒲5g，远志5g，益智仁10g。14剂，水煎服，代水饮。

【二诊】2016年9月25日：患儿夜尿可自醒，纳差。性急。舌偏红，舌腰－胃沟，唇红。左脉浮细弦，右脉沉细弦；手心热汗，手指凉。处方调整为生白果10g，石菖蒲5g，远志5g，茯苓10g，制附片（先煎）5g，干姜3g，甘草5g，白芍10g，益智仁10g，白术10g，麦芽30g，大枣3枚。14剂，水煎服，代水饮。

【随访】患儿服药后遗尿止。

案例解析　阳气具有温煦、固摄的功能，阳气不足，温煦、固摄功能下降，见畏寒；阳气不足，夜间不能温化水液且不能固摄见遗尿，故以真武汤温阳化气利水；加石菖蒲、远志化痰开窍醒神，益智仁、生白果温脾固精缩尿。二诊时患儿服药后夜间能自己起床上厕所，患儿性急，守上方加甘麦大枣汤养心安神。

十九、鞘膜积液

鞘膜积液是鞘膜囊内过量的液体积聚而成，属于中医"水疝"范畴。水液运化异常是鞘膜积液产生的原因。肺主行水、脾主运化水液、肾主水、肝主疏泄，且肝经绕阴器，"水随气行，血随气行"。因此，鞘膜积液与肺、脾、肾、肝有关，调理气血、调理水液运化是治疗的根本。治疗过程中同时重视的是生病的患儿，是从患儿整体状况来考虑。

案例 付某某，男，3岁，2017年7月28日初诊。

【主诉】阴囊肿大2个月。

【现病史】患儿家长2个月前发现患儿阴囊肿大，于北京某医院查B超提示：鞘膜积液。刻下症：阴囊肿大，时便干，纳差，身痒，耳痒，喜蹭耳朵，受凉则打喷嚏、流鼻涕，夜间打鼾，动则汗，夜盗汗。舌红，唇红。左脉沉细滑，右脉沉细弦；手心热汗。

【个人史】出生时体重2.8kg，顺产，纯母乳喂养6个月。

【中医诊断】气阴两虚，气不化水证。

【处方】生黄芪10g，白术10g，防风5g，生地黄20g，五味子5g，党参5g，麦冬5g，当归5g，桂枝5g，白芍10g，川芎5g，白芷5g，甘草5g。14剂，水煎服，代水饮。

【二诊】2017年8月13日：患儿服药后嚏、涕除；阴囊肿大减轻七成，打鼾轻，耳痒轻，纳食好转，大便已不干，每日一行。夜盗汗，爱哭闹。舌红，唇红。左、右脉均沉细弦。守上方去川芎、白芷，加生麦芽30g、大枣3枚。28剂，水煎服，每日2次。

【随访】2017年12月17日，家长反馈患儿服药后阴囊肿大已消退。

案例解析 该患儿一诊时除阴囊肿大外，与肺相关症状明显，肺气不足，卫外功能较差，表现为受凉则打喷嚏、流鼻涕、动则汗、夜间打鼾，故以玉屏风散、都梁丸补气固表，祛风通窍。患儿纳差，加小建中汤、当归，组成归芪建中汤培土生金，且桂枝助阳化气，具有利水下气的功能。"汗为心之液"，夜间患儿盗汗，予生脉散益气敛汗。二诊时患儿服药后阴囊肿大已减轻七成，涕、嚏除，减川芎、白芷，患儿爱哭闹增甘麦大枣汤养心安神。服药后阴囊肿大消除，各症改善。归芪建中汤、玉屏风散、生脉散、都梁丸的运用，协调肺、脾、心各脏的运化功能，互补、代偿、整体运作，产生协同效应，整体提高儿童体质，治疗取得良好疗效。

二十、抽动障碍

治疗抽动障碍的关键是家长一定不要有思想负担，以免对孩子造成了暗示，反而会加重病情，治疗的时候也会有所反复，这时一定要坚持治疗。病情的反复有时与父母有关系（如家庭吵架、家庭气氛紧张等），有时与考试有关（如考试前学习紧张），这些因素都会造成孩子的病情反复，所以要重视家庭环境以及学校的环境。基本上还是按照"快捷方式"的方法对症治疗。病愈后可以用一些祝氏儿科家庭保健系列的袋泡茶加以巩固。

案例一　董某某，男，9岁，2015年4月12日初诊。

【主诉】眨眼1年余，伴吸肚子、出怪声3个月。

【现病史】患儿平素喜动，多动。1年前出现眨眼，3个月前出现吸肚子、出怪声。俯卧眠，平素夜尿床。舌偏红，浅痕，舌腰–胃沟，唇红。左脉、右脉均沉细滑，手心热汗。

【个人史】出生时体重3.2kg，顺产，纯母乳喂养1个月，混合喂养至1岁。

【中医诊断】肝风内动，阴阳失调证。

【处方】桂枝5g，白芍10g，煅龙骨、煅牡蛎（先煎）各30g，石菖蒲5g，远志5g，益智仁10g，葛根10g，钩藤（后下）10g，干姜3g，甘草5g。28剂，水煎口服，代水饮。

【二诊】2015年5月10日：患儿抽动和出怪声轻。症见夜尿多、尿床，叹息，打鼾，多动，便可。舌偏红，舌腰–胃沟，唇红。左脉沉细弦滑，右脉沉细弦；手心热汗。守上方去葛根、钩藤，加五味子5g、生白果10g、川芎

5g、白芷5g。28剂，水煎口服，代水饮。

【三诊】2015年6月7日：患儿出怪声除，多动减轻，打鼾轻，尿床减轻。现症：挤眼，动肩，饮多则尿床。舌红，舌腰－胃沟，唇红。左、右脉均沉细滑，手心热汗。处方调整为桂枝5g，白芍10g，煅龙骨、煅牡蛎（先煎）各30g，五味子5g，钩藤（后下）5g，生黄芪10g，炒白术10g，防风5g，川芎5g，白芷5g，生白果10g，甘草5g。14剂，水煎口服，代水饮。

【随访】患儿服2015年6月7日方后抽动症状消除、遗尿已愈。2年后因其父抽烟诱发，以山五汤为主方，配伍归芪建中汤、玉屏风散等，予患儿整体调节后抽动障碍愈。2019年12月16日回访：近两年抽动障碍未复发，基本病愈。

案例解析　一诊：该患儿不仅患有抽动症，还有遗尿、打鼾等。肝风内动，风邪扰动，见眨眼、吸肚子、出怪声。阳不化气，不能制约尿液，见夜间尿床。属肝风内动，阴阳失调证。予以小建中汤调节阴阳，龙骨、牡蛎缓解肌肉痉挛性抽动，钩藤息风止痉，葛根解肌，石菖蒲、远志、益智仁益肾健脑聪智、调节神经；干姜甘草汤温阳化气固尿。

二诊：患儿服药后抽动及出怪声均减轻。去钩藤、葛根，加五味子、白果增强益肾固精缩尿之功，川芎、白芷通窍。

三诊：患儿服药后出怪声除，多动减轻，打鼾减轻，尿床减轻。患儿仍有挤眼、耸肩，以桂枝龙牡汤调和阴阳，钩藤息风止痉，玉屏风散配都梁丸益气固表通鼻窍，白果固精缩尿。

案例二　陈某某，男，7岁，2019年10月11日初诊。

【主诉】面部抽动伴出怪声2个月余。

【现病史】2个月前患儿出现面部抽动，出怪音，动则汗。纳佳，不思饮，嗜甘、酸，盗汗。舌红，舌腰－胃－心沟，唇红。左、右脉均沉细滑，手心热汗。自幼体弱，易犯气管炎肺炎。2017年贴三伏贴后出现眨眼、挑眉，曾经在山西找民间医学单位治愈。

【个人史】出生时体重3.2kg，剖宫产、早产，混合喂养。

【家族史】其母患甲状腺功能减退症、妊娠高血压症、妊娠高血糖。

【中医诊断】肝风内动，阴虚风动证。

【处方】山五汤合生脉散合苓桂术甘汤加减。炒栀子3g，钩藤（后下）10g，生龙骨、生牡蛎（先煎）各30g，云茯苓10g，桂枝5g，炒白术10g，甘草5g，五味子5g，党参5g，麦冬5g，三根汤。28剂，水煎服，代水饮。嘱晚8点以前睡觉，每天在阳光下活动1个半小时。

【二诊】2019年12月1日：患儿服上方诸症减轻，停药后时有皱鼻、咽不利。性急，盗汗，纳多，爱哭。舌红，舌腰－胃－心沟，唇红。左脉、右脉均沉细滑，手心热汗。处方调整为炒栀子3g，钩藤（后下）10g，五味子5g，生龙骨、生牡蛎各30g（先煎），生麦芽30g，炙甘草6g，大枣3枚，党参5g，麦冬5g，三根汤。28剂，水煎服，代水饮。

案例解析　一诊："诸风掉眩，皆属于肝"，肝风内动则见面部抽动、出怪声，予山五汤清热镇静、止抽搐；肝热伤及阴液，则盗汗，热迫汗出则动则汗，投以生脉散养阴津、止汗；脾阳不振，运化水液不利，则不思饮，予苓桂术甘汤温阳化饮；三根汤助山五汤清热，引热邪从小便而走。"山五汤"是我的父亲祝谌予教授治疗"抽搐"的经验方，五味子配龙骨、牡蛎，有镇静安神、缓解痉挛的作用；栀子配钩藤有解虚烦缓紧张的作用。"生脉散"临床证实有安心神止盗汗的作用。"苓桂术甘汤"具有调节水液运化紊乱的作用，比如：口干又不思饮、心下振水声、晕车等。至于"医嘱"也至关重要，早睡有利于精神恢复，有利于脑（神经中枢）的正常工作；而阳光可以使得维生素D活化，有助于钙的吸收。在治疗"抽动症"时，关注全身调节，从儿童的整体上考虑，使之周身气血、津液协调，身体舒服，症状缓解。

二诊：患儿服药后抽动症状减轻，停药反复，即可依"效不更方"巩固疗效。晕车改善后去苓桂术甘汤，增甘麦大枣汤养心安神。此例儿童喜食"酸、甘"，故选用"生脉散""甘麦大枣汤"既有药效，又甘酸适口，一举多得。

案例三　戈某某，男，6 岁，2016 年 7 月 1 日初诊。

【主诉】眨眼、耸肩、吸肚子 9 个月余。

【现病史】2015 年 10 月患儿因补牙受惊后出现眨眼、耸肩、扭臀、吸肚子、动脖子。2016 年 4 月经北京某医院诊断为抽动障碍（轻度）。给予静灵口服液，及可乐定透皮贴。曾服静灵口服液稍缓解，后效不佳。现症：眨眼，耸肩，吸肚子，眠可，便可，清涕多。近期未服用西药。舌红，舌心沟，唇红。左脉沉细弦，手心汗，通贯掌；右脉沉细弦，手心凉汗。

【个人史】出生时体重 2.95kg，剖宫产（胎心不稳），纯母乳喂养 7 个月，蚊虫叮咬后皮肤过敏。

【中医诊断】肝风内动，心神不宁证。

【处方】玉屏风散合山五汤合甘麦大枣汤加减。荆芥穗 5g，白术 10g，防风 5g，生黄芪 10g，山栀子 3g，五味子 5g，钩藤（后下）10g，生龙骨、生牡蛎（先煎）各 30g，甘草 5g，生麦芽 30g，大枣 3 枚，三根汤。42 剂，水煎服，代水饮。

【二诊】2016 年 8 月 1 日：患儿服药后各症轻，耸肩除，嚏、涕除，抽动轻，便可，四肢凉，性急。舌红，舌心沟，唇红。左脉沉细弦数，右脉沉细弦滑；手心汗。处方调整为生黄芪 10g，桂枝 5g，白芍 10g，当归 5g，山栀子 3g，五味子 5g，钩藤（后下）10g，生龙骨、生牡蛎（先煎）各 30g，甘草 5g，生麦芽 30g，大枣 3 枚，百合 10g，三根汤。28 剂，水煎服，代水饮。

【三诊】2016 年 9 月 9 日：患儿服药后耸肩轻，时臀部抽动，吸肚子，俯卧眠，便干，纳可，性急。舌红，唇红。左、右脉均浮细弦，手心热汗。处方调整为生黄芪 10g，桂枝 5g，白芍 10g，当归 5g，山栀子 3g，五味子 5g，钩藤（后下）10g，生龙骨、生牡蛎（先煎）各 30g，甘草 5g，生麦芽 30g，大枣 3 枚，三根汤。28 剂，水煎服，代水饮。

【四诊】2016 年 10 月 7 日：患儿服药后耸肩愈。近日流鼻涕，时打鼾，纳可。舌偏红，苔白满；舌胃 - 心沟，唇红。左脉沉细弦，右脉沉细滑；手心凉汗。处方调整为生黄芪 10g，白术 10g，防风 5g，荆芥穗 5g，三根汤，炒栀子3g，钩藤（后下）10g，五味子5g，生龙骨、生牡蛎（先煎）各30g。35剂，水煎服，代水饮。

【五诊】2016年11月18日：患儿服药后抽动症状基本消除。前时外感发热后抽动反复。现咳嗽，清涕，卧不安，便溏。舌红，舌心沟，唇红。左脉浮细滑，右脉沉细滑；手心热汗。处方调整为生黄芪10g，白术10g，防风5g，荆芥穗5g，三根汤，炒栀子3g，钩藤（后下）10g，五味子5g，生龙骨、生牡蛎（先煎）各30g，黛蛤散（布包）20g，鱼腥草（后下）20g，甘草5g。14剂，水煎服，代水饮。

【六诊】2016年12月23日：患儿服药后咳愈。服药3个月后抽动愈，高热39℃后抽动复发，动脖子，但次数渐少，吸肚子。黄涕1周，时打鼾，脾气大，便次多每日3次，饭后即便，纳可。舌红，唇红。左脉浮细弦，右脉沉细弦滑；手心热汗。西医检查：脑电图正常。处方调整为炒栀子3g，钩藤（后下）10g，五味子5g，黛蛤散（布包）20g，生黄芪10g，白术10g，防风5g，荆芥穗5g，川芎5g，薄荷（后下）5g，三根汤，甘草5g。14剂，水煎服，代水饮。

【七诊】2017年2月3日：患儿服药后吸肚子除，脾气大，摇头、动嘴，便日行5~6次，打鼾，咳嗽，近日嗜肉，夜咳甚。舌红，舌胃-心沟，唇红。左脉沉细弦，手心汗；右脉沉细弦，手心热汗。处方调整为炒栀子3g，钩藤（后下）10g，五味子5g，黛蛤散（布包）20g，生黄芪10g，苍白术5g，防风5g，荆芥穗5g，川芎5g，三根汤，川椒3g，白芷5g。14剂，水煎服，代水饮。

【八诊】2017年3月3日：患儿服药后各症轻，多动轻。现症：纳可，不喜食青菜，性急，便干，打鼾。舌红，舌胃-心平行两沟，唇红。左脉浮细弦，右脉沉细弦；手心热汗。处方调整为生黄芪10g，白术10g，防风5g，三根汤，生山楂10g，川芎5g，甘草5g，大枣3枚，生麦芽30g。14剂，水煎服，代水饮。

【九诊】2017年9月29日：患儿服药后诸症除。现症：多唾，消瘦，便溏，纳佳，动则汗，厌辛，不思饮，性急。舌偏红，舌胃－心沟，唇红。左脉沉细弦，右脉沉细弦滑；手心凉汗。处方调整为炒栀子3g，钩藤（后下）10g，五味子5g，生龙骨、生牡蛎（先煎）各30g，云茯苓10g，桂枝5g，炒白术10g，甘草5g，生地黄20g，三根汤，百合10g，郁金5g，大红枣3枚。14剂，水煎服，代水饮。

【十诊】2018年9月14日：患儿因鼻不适、动嘴，在某医院诊断为鼻炎。动则汗，便干，注意力不集中。舌偏红，唇红。左脉沉细弦，右脉沉细弦滑；手心热汗。处方调整为生黄芪10g，桂枝5g，白芍10g，当归5g，甘草5g，白术10g，防风5g，荆芥穗5g，炒栀子3g，钩藤（后下）10g，五味子5g，生龙骨、生牡蛎（先煎）各30g，石菖蒲5g，远志5g。14剂，水煎服，代水饮。

【十一诊】2019年12月6日：患儿近日咽痛，鼻塞，爱哭，动颈，身痒，纳差。舌偏红，舌胃－心沟，唇红。左脉沉细弦，右脉沉细滑；手心热汗。处方调整为生麦芽30g，炙甘草6g，大枣3枚，牛蒡子10g，荆芥穗5g，防风5g，桔梗5g，蝉蜕3g，炒栀子3g，钩藤（后下）10g，五味子5g，生龙骨、生牡蛎（先煎）各30g，生地黄20g。7剂，水煎服，代水饮。

【随访】2020年6月29日回访记录：患儿2016年7月1日服药至2016年10月7日抽动症状基本消除。2016年12月中旬高热后抽动症状反复，又调理至2017年3月抽动除。2017年9月29日、2018年9月14日、2019年12月6日调理身体。现抽动症一直未反复。家长叙述：近几年孩子体质明显好转，很少感冒、发热。

案例解析 一诊：患儿因补牙受惊后，气机逆乱，肝风内动见眨眼、耸肩、扭臀、吸肚子等抽动症状，投以山五汤清热镇静，止抽搐。外感风寒，风邪阻窍则流清涕，予玉屏风散加荆芥穗，既解表散风，又补气，防止因散邪药太过导致营分不足而使抽动加重。肝热扰神，予甘麦大枣汤养心安神，三根汤调和气血。

二诊：患儿服药后抽动症状减轻，流鼻涕除。外感风寒已除，故守方去玉屏风散、荆芥穗。脾胃虚弱，运化功能差，阳气不达四末，则四肢凉，加归芪建中汤温阳益气健脾，小建中汤合龙骨牡蛎组成桂枝加龙骨牡蛎汤调和阴阳。加百合助甘麦大枣汤养心安神。

三诊：患儿服药后抽动减轻。巩固疗效，效不更方。

四诊：患儿近日外感风寒后流鼻涕，时打鼾，予玉屏风散、荆芥穗解表散寒兼扶正气、三根汤解肌清热，抽动仍投以山五汤。

五诊：患儿服药后抽动症状基本消除。发热后抽动反复，是由于热邪耗伤津液，导致热邪引动肝风所致，故仍投山五汤。外感风寒，邪阻鼻窍，则流清涕，予玉屏风散、荆芥穗扶正祛邪。肺失宣降，痰邪阻肺则咳嗽，予黛鱼方清热化痰；三根汤引邪外出。

六诊：患儿高热后抽动又反复。近日外感风寒化热，见黄涕、时打鼾，予玉屏风散益气固表，荆芥穗散寒解表，薄荷、三根汤疏风清热。抽动以山五汤去生龙骨、生牡蛎，黛蛤散清肝热化痰。

七诊：患儿肝风内动，则脾气大、摇头、动嘴，予山五汤去生龙骨、生牡蛎清肝热，止抽搐。患儿近日外感风寒，又食肉过多，痰湿内生，肺失宣降，肠道升降失司，则鼻塞、打鼾、咳嗽、夜咳甚、大便次数多，予玉屏风散合都梁丸，散寒通窍兼扶正气，黛蛤散、川椒一寒一温，化痰止咳，温中止泻。

八诊：患儿服药后抽动症状基本消除。肺气不足，邪滞鼻窍，阻塞气道，则打鼾，予玉屏风散加川芎益气固表、通鼻窍。肝气不舒则性急，予甘麦大枣汤养心安神。

九诊：患儿服药后抽动症状已愈。但肝气不舒，仍性急，故以山五汤巩固疗效，防止抽动症反复，以百合、郁金疏肝解郁安神。脾阳虚，不摄唾，则多唾、不思饮、便溏，以苓桂术甘温阳化饮摄唾。

十诊：抽动症反复见动嘴，以山五汤止抽搐。外感风邪，邪阻鼻窍则鼻炎，鼻不适；肺气不固见动则汗，予玉屏风散、荆芥穗固表祛风散寒。痰湿扰神，则注意力不集中，加石菖蒲、远志化痰安神益智。病后体弱多病，配齐归芪建中汤益气养血、温中健脾以固本。

十一诊：患儿颈部筋脉不舒，则动颈，以山五汤防止抽动症反复。外感风寒，寒邪化热则鼻塞、咽痛，予荆芥穗、防风解表散寒，牛蒡子、桔梗、蝉蜕清热解毒利咽。其中，荆芥穗、防风、蝉蜕是治疗以风邪为主的过敏性鼻炎、过敏性咳嗽、皮肤痒的对药。肝气不舒，不遂心愿则爱哭，予甘麦大枣汤养心安神。

案例四 康某某，女，6岁，2016年6月26日初诊。

【主诉】清嗓子、耸肩、鼓肚子半年余。

【现病史】半年前患儿出现翻眼，后相继出现清嗓子、耸肩、鼓肚子等症状。2016年3月在北京某医院查脑电图无异常，诊断为抽动障碍，服药治疗3个月未见明显效果。刻下症：眨眼，单腿抖，努嘴，咬指头，清嗓子，耸肩，鼓肚子，气急，易紧张，眠可，纳差，大便干，2～3日一行，嗜甘，卧不安，易外感。舌红，浅痕，唇红暗。左脉沉细弦，右脉沉细弦数；手心热汗。

【个人史】出生时体重3.5kg，剖宫产，混合喂养，对鸡蛋过敏。

【中医诊断】脾虚痰热，肝风内动证。

【处方】生黄芪10g，桂枝5g，白芍10g，当归5g，甘草5g，山栀子3g，五味子5g，钩藤（后下）5g，生龙骨、生牡蛎（先煎）各30g，生地黄20g，麦芽30g，大枣3枚。28剂，水煎服，代水饮。

【二诊】2016年7月24日：患儿服药3周有效，各症减轻，大便干减轻。上周小朋友跟他强要东西后，扭脖、眨眼加重。气短，清嗓，多唾，易担心，下眼睑瘀黑征，虚汗，盗汗。舌尖、边红，唇红暗。左、右脉均沉细弦，手心热汗。处方调整为竹茹5g，枳壳5g，姜半夏5g，云茯苓10g，陈皮5g，甘草5g，枣仁（打）10g，五味子5g，石菖蒲5g，山栀子3g，钩藤（后下）5g，生龙骨、生牡蛎（先煎）各30g，远志5g。28剂，水煎服，代水饮。

【三诊】2016年8月21日：患儿服药后各症减轻。效佳，1周前反复。纳食好转，性急轻，卧不安，眼圈红，下眼睑瘀黑征，脖子歪。舌红，舌腰－胃沟，唇红。左脉沉细弦，手心热；右脉沉细弦滑，手心热汗。处方调整为竹茹5g，枳壳5g，姜半夏5g，云茯苓10g，陈皮5g，枣仁（打）10g，五味子5g，石菖蒲5g，远志5g，山栀子3g，钩藤（后下）5g，生龙骨、生牡蛎（先煎）各30g，三根汤。14剂，水煎服，代水饮。

【四诊】2016年9月25日：患儿服药后汗出已少，脾气渐好，各症轻。偶夜挤眼，便可。舌红，唇红。左脉沉细弦滑，右脉沉细滑；手心热汗。处方调整为菊花5g，枳壳5g，姜半夏5g，云茯苓10g，陈皮5g，三根汤，枣仁10g，五味子5g，石菖蒲5g，山栀子3g，钩藤（后下）10g，生龙骨、生牡蛎（先煎）各30g，远志5g。28剂，水煎服，代水饮。

【随访】患儿服药后抽动症状消失，取得临床治愈。

案例解析 一诊：患儿素体脾胃虚弱，脾失健运，而见纳差、卧不安。脾虚，土不生金，肺气不固，见易外感；肺气肃降功能失常，大肠传导失司，见大便干、2～3日一行。脾胃虚弱，气机升降失常，气郁化火，肝风内动，见清嗓子、耸肩、鼓肚子等抽动症状。辨证为脾胃虚弱、肝风内动证，予归芪建中汤平肝健脾、益气养血，山五汤清热息风止痉，佐以甘麦大枣汤宁心安神，兼益脾气，生地黄滋阴润肠通便。

二诊：患儿服药后各症减轻。患儿因心思重，情志不畅，痰热内生，阻滞气机，而致抽动症状反复，在山五汤清热息风止痉的基础上，增强清热化痰开窍之力，予十味温胆汤清热化痰、安神定志。十味温胆汤为祝谌予教授根据《证治准绳》中十味温胆汤化裁而来，去原方中熟地、党参，加清热化痰之竹茹及开窍化痰之石菖蒲，由陈皮、半夏、茯苓、竹茹、枳壳、枣仁、石菖蒲、远志、五味子、甘草组成。具有清热化痰、清胆和胃、安神定志的功效。临床中，本方常用于治疗有胆小、易惊、心思重、焦虑等症状的患儿。

三诊：患儿服药后各症减轻。眼圈红，卧不安，去甘草，加三根汤清热引邪外出。

四诊：患儿夜间偶挤眼，去竹茹，加菊花清肝明目止痉。

治疗抽动障碍，患儿多表现出身体局部不适，而后出现抽动症状，临床中常通过补气养血、疏通经络，消除身体不适感，机体阴阳平衡，儿童即恢复常态活动。

抽动障碍小结

纵观该案例三治疗过程，始终以山五汤清肝热、镇静安神、止抽搐为主线，再根据就诊时情况，随症加减。治疗中患儿因发热而致抽动反复，继续治疗后愈。抽动症患者治疗过程中，会因发热、考试紧张、兴奋等原因造成抽动反复，需要提前与家长沟通。

上述四个案例也是"快捷方式"（方证对应）的典型运用，根据患者当下的症状特点，判断病情，出方快、疗效好。"快捷方式"系电脑用语，实际上需要后台许多"程序"支持。同样医者"快捷方式"，也是需要有深厚的中医理论作为基础的。

二十一、注意缺陷多动障碍

注意缺陷多动障碍表现为注意力不集中、多动、易激惹等。"心主神志""肾藏志，主髓通脑""脾主四肢肌肉"，其病变脏腑与心、肾、脾功能失调有关，其核心病机为心神不宁，肾失藏志，脾虚而致的阴阳失调，治疗调摄阴阳气血以平为期。"桂枝龙骨牡蛎汤""归芪建中汤""归芪龙牡汤""孔圣枕中丹""聪明汤""归脾汤"皆可根据辨证选用。桂枝龙骨牡蛎汤、归芪龙骨牡蛎汤、聪明汤皆具有调摄阴阳、调和气血，兼调脾胃的作用，其中归芪龙骨牡蛎汤有增强益气养血的功效，聪明汤增强了开窍宁心的功效。孔圣枕中丹具有镇静安神、开窍滋肾益智的作用，侧重从心肾治疗。归脾汤具有健脾养血、宁心安神的作用，侧重从心脾治疗。

案例 邵某某，女，8岁，2015年5月10日初诊。

【主诉】上课注意力不集中2年。

【现病史】2年前患儿上小学后发现其上课注意力不集中，背诵速度慢。纳多，畏寒热，偶盗汗，踢被。大便不规律，时便秘，时便可。无关节痛，时腹痛，食多则易咳嗽，无晕车，口干。舌红，唇红。左脉沉细弦滑，右脉沉细弦数；手心热汗。

【个人史】出生时体重 3kg，顺产，羊水早破，纯母乳喂养 4 个月，混合喂养喂至 1 岁。

【处方】桂枝 5g，白芍 10g，生龙骨、生牡蛎（先煎）各 30g，甘草 5g，使君子 10g，炒神曲 30g，生黄芪 10g，白术 10g，防风 5g。28 剂，水煎服，代水饮。

【二诊】2015 年 6 月 7 日：患儿服药后注意力较以前集中，背经典较快。便可，口疮，无盗汗，纳可，无眠时惊。舌红，唇红。左、右脉均沉细滑，手心热汗。处方调整为生黄芪 10g，桂枝 5g，白芍 10g，当归 5g，甘草 5g，白术 10g，防风 5g，使君子 10g，神曲 30g，五味子 5g，生龙骨、生牡蛎（先煎）各 30g。28 剂，水煎服，代水饮。

【三诊】2015 年 7 月 5 日：患儿服药后无腹痛。前时外感，无发热，因吹空调所致，四肢抽，服葡萄糖酸钙后缓解，现感冒愈。纳可，但食多则不适，仰卧眠，盗汗，流涎，流涕。舌偏红，唇红。左脉沉细弦滑，右脉沉细滑；手心热汗。处方调整为生黄芪 10g，桂枝 5g，白芍 10g，当归 5g，五味子 5g，党参 5g，麦冬 5g，甘草 5g，炒白术 10g，防风 5g，荆芥穗 5g，三根汤。28 剂，水煎服，代水饮。

【四诊】2015 年 8 月 9 日：患儿服药后口味可，各症轻，注意力较前集中。嗜咸、酸，大便干，日 3~4 次，喜活动，时流涕，稍抽动，腿痛，流涎轻，动则汗。舌红，浅痕，唇红。左脉沉细滑，右脉沉细弦滑；手心凉。处方调整为桂枝 5g，白芍 10g，生龙骨、生牡蛎（先煎）各 30g，生黄芪 10g，白术 10g，防风 5g，五味子 5g，茯苓 10g，甘草 5g，荆芥穗 5g，生麦芽 30g，大枣 3 枚。28 剂，水煎服，代水饮。

【五诊】2015 年 9 月 6 日：患儿服药后学习注意力集中，夜流涎轻，涕除，无晕车，嗜酸、甘，便可，身痒。舌边、尖红，苔白满，唇红。左脉沉细弦滑，右脉沉细弦；手心热汗。处方调整为生黄芪 10g，桂枝 5g，白芍 10g，生龙骨、生牡蛎（先煎）各 30g，白术 10g，防风 5g，五味子 5g，甘草 5g，生麦芽 30g，大枣 3 枚，生山楂 10g，生地黄 20g。28 剂，水煎服，代水饮。嘱药后可停药。

案例解析 注意缺陷多动障碍是一种神经性脑功能轻微失调综合征，表现为注意力不集中、多动、易激惹等，严重影响患儿的生活学习状况。《素问·生气通天论篇》云："阴平阳秘，精神乃治。"阴阳平衡，才能保证精神、神志、情志等活动正常。小儿体质多为"阳常有余，阴长不足"，受先天因素或后天因素的影响，容易出现阴阳失衡，致精神、情志等异常，表现为阴常不足，阳常有余。治疗该病总的原则为调摄阴阳平衡。

一诊：该患儿表现为"阳常有余"，上课注意力不集中，亦有脾胃虚弱、运化功能失常的证候，表现为纳多、大便不规律、时便秘、时腹痛，故选桂枝龙骨牡蛎汤。桂枝龙骨牡蛎汤具有调和阴阳、交通心肾的功能，适用于脾胃虚弱、营卫不和、神志不定者。桂枝、白芍配合一阴一阳，桂枝温中通阳气，白芍养阴缓中止痛；龙骨、牡蛎潜镇摄纳，调和阴阳，镇摄浮动阳气。饮食积滞，痰湿内生，痰邪上扰于肺，见食多则咳嗽，加生黄芪、防风、白术增强肺卫功能，加使君子、炒神曲增强消积和胃功能。

二诊：患儿服药后注意力较以前集中，背经典较快，效不更方，加当归养血助白芍和营，五味子益肾宁心。

三诊：患儿前时外感，经治疗后将愈，仍见流鼻涕，尚有风邪留恋，急则治其标，予荆芥穗、防风、三根汤疏风解表，清热引邪外出。脾胃虚弱，运化功能下降，见纳多则胃不适、流涎，予归芪建中汤益气养血、和脾胃。加白术一方面助归芪建中汤健脾，一方面与黄芪、防风组成玉屏风散固表益气，祛邪外出。

四诊：患儿服药后注意力更较前集中。上诊风热邪气已减，思路调整为治疗注意缺陷障碍。仍以桂枝龙骨牡蛎汤调脾胃。患儿仍有少许风邪阻滞于鼻窍，且肺气不固，故加玉屏风散、荆芥穗益气固表散风邪。脾胃虚弱，无力摄纳唾液，见流涎，加茯苓，组成苓桂术甘汤温中化饮以摄涎；甘麦大枣汤益脾气。嗜酸，投以五味子益肾宁心，兼敛汗。

五诊：患儿服药后注意力集中，涕除，流涎减轻，故守上方去荆芥穗、茯苓，加生山楂消食积助运化，身痒加生地黄凉血止痒。

二十二、斑秃

头发突然脱落，成片状或成块状的非瘢痕性脱发，称为斑秃。根据脱发的范围大小分为局限性斑状斑秃、全秃和普秃。"发为血之余"，血旺则发得濡养，头发茂密，血虚则发失于濡养，轻则头发枯槁无光泽，甚则脱落。斑秃的病位在血。血虚是斑秃的根本原因，而导致血虚的病机不同，有久病伤血、血热耗血、营养不良、瘀血阻滞等造成血不能濡养毛发而脱落。此外，精神因素也是导致斑秃的原因。情绪激动发怒导致肝气不舒，气血运行受阻，不能上荣于发，而见头发脱落。治疗斑秃时，重视从血论治，查找引起血虚的原因，辨证施治。

【案例】　张某某，男，8 岁，2016 年 8 月 26 日初诊。

【主诉】脱发半年，斑秃 1 个月余。

【现病史】患儿自春节后开始脱发。1 个月前出现斑秃。平素性情急躁。嗜肉，大便干，夜磨牙，呓语。舌红，舌腰 - 胃沟，唇红。左脉沉细弦，右脉沉细滑；手心热汗。

【个人史】出生时体重 3.55kg，顺产，纯母乳喂养 7 个月，混合喂养至 1 岁 2 个月。

【中医诊断】肝郁气滞，肝肾亏虚证。

【处方】柴胡 5g，白芍 10g，枳壳 5g，香附 5g，川芎 5g，陈皮 5g，甘草 5g，制首乌 5g，女贞子 5g，旱莲草 5g，桑叶 5g，火麻仁 5g。28 剂，水煎服，代水饮。

【随访】患儿服药后脱发减轻，头皮毛发逐渐长出。

【案例解析】　该患儿脱发半年，出现斑秃月余。患儿平素性情急躁，情志不畅，而致肝气不舒，气血郁滞，毛发濡养受到影响，故用疏肝理气、滋养肝肾法治疗。以柴胡疏肝散疏肝理气；何首乌养肝血，益肾精，生发乌发；女贞子、旱莲草滋肾阴，乌发；桑叶清肝热，长发；火麻仁润肠通便。柴胡疏肝散与何首乌、女贞子、旱莲草、桑叶、火麻仁配合，肝气舒畅，精血充盛，以达生发乌发效果。

二十三、郁证

随着社会环境的改变，儿童中情志疾病也逐年增加。儿童情志病发病病机主要为肝气不舒、气机升降失调所致。临床常用柴胡剂加减治疗，如柴胡疏肝散、大柴胡汤、逍遥散、柴胡龙骨牡蛎汤等；再以甘麦大枣汤养心安神。同时，重视跟家长沟通，调整为适合孩子成长的教育方式。

案例 鲁某某，男，10 岁，2022 年 1 月 18 日初诊。

【主诉】情绪异常 5 个月余。

【现病史】2021 年 8 月患儿姥爷去世后，情绪受刺激，觉得活着没意思，想去陪姥爷。之后出现生气、紧张则阳强、胀、阴囊大。看战争类的视频则情绪亢奋。前时与父亲吵架生气后胸痛、憋气。3～4 天前又和父母吵架，夜间哭闹难眠、拳打脚踢。平时不爱哭，嗜辛，体力可。大便偏干，2～3 日一行，矢气不多。舌红，根苔白满，舌下瘀；唇红。左、右脉均沉弦，手心热汗。

【个人史】出生时体重 1.75kg，纯母乳喂养半个月，后混合喂养。早产一个半月，剖宫产，脐带绕颈 3 圈，缺氧、黄疸、腹腔感染，在重症监护室治疗 20 天。3 个月时曾患脐疝，经中医治疗已愈。脑瘫，右手、足活动不利。

【中医诊断】肝郁气滞证。

【处方】柴胡疏肝散合甘麦大枣汤合山五汤加减。炒栀子 3g，五味子 5g，双钩藤（后下）10g，生龙骨、生牡蛎（先煎）各 30g，北柴胡 5g，杭白芍 10g，广陈皮 5g，制香附 5g，大川芎 5g，炒枳壳 5g，炙甘草 6g，大红枣 3 枚，生麦芽 30g。28 剂，水煎服，代水饮。嘱家长控制情绪，减少对孩子发脾气，不要和孩子较劲，要给孩子讲道理，让他自己承担后果，不要用自己思维代替孩子思维。

【二诊】2022 年 3 月 29 日：患儿服上药 2 剂即睡眠好，夜里不乱说话了。

现在情绪好，不说"活着没意思了"，平日高高兴兴。大便每日 1 次，昨日鼻衄，无咽不适。说话声粗，右腿比左腿短，右脚踝活动不利，右手欠灵活，手足发直发硬，脚凉。舌偏红，苔水滑，唇红。左脉沉细弦，右脉浮细弦；手心凉汗。处方调整为炒栀子 3g，五味子 5g，双钩藤（后下）10g，生龙骨、生牡蛎（先煎）各 30g，炙甘草 6g，红枣 3 枚，生麦芽 30g，苦桔梗 5g，炒枳壳 5g，干百合 10g，广郁金 5g，石菖蒲 5g，炒远志 5g。28 剂，每日 1 剂，水煎服，代水饮。又处丸药方：补阳还五汤联合六味地黄丸、山五汤、四逆散加减，赤芍药 50g、大川芎 30g、云茯苓 60g、粉牡丹皮 30g、全当归 50g、广地龙 30g、生黄芪 60g、净桃仁 30g、草红花 30g、炒栀子 15g、五味子 20g、双钩藤 50g、生龙骨、生牡蛎（先煎）各 30g、生地、熟地各 50g、酒萸肉 30g、怀山药 50g、建泽泻 30g、北柴胡 30g、炒枳壳 40g、生甘草 30g、川桂枝 50g，共研细末，炼蜜为丸，每丸重 6g，早、晚各服 1 丸。嘱避免不良情绪刺激。

【随访】前药有效，患儿情绪已恢复正常，继续巩固疗效后，转方做丸药常服，治疗脑瘫。

案例解析 一诊：前人多认为儿童思想单纯，情志疾病很少，如《温病条辨》所说："无七情六欲之伤，外不过六淫，内不过饮食胎毒而已。"但随着社会的发展和环境的变化，小儿情志疾病越来越多。该患儿在亲人去世后，又常与父母吵架，出现诸种症状。肝主疏泄，情志刺激导致气机疏泄失常。肝藏血、血舍魂，肝郁气滞则眠不安、易亢奋；厥阴脉循阴器而络于肝，肝气不舒，则阳强、胀、阴囊肿大。肝失调达，气机不畅，则大便偏干，2~3日一行。治疗以疏肝理气为法。选用柴胡疏肝散疏肝解郁，配合甘麦大枣汤缓急安神。山五汤为治疗小儿抽动症及神经、精神等疾病的常用方。除药物治疗之外，还需要家长调整教育方法，创造有利于儿童生长的环境。

二诊：患儿情绪已恢复，减轻疏肝解郁的力量，前方去柴胡疏肝散，加桔梗、枳壳调整气机，百合、郁金解郁，石菖蒲、远志安神益智。患儿家属要求丸药常服，治疗脑瘫。主要表现为右侧肢体不利，僵硬不柔，以补阳还五汤益气活血，小儿正在生长发育阶段，以六味地黄丸补先天之本。

治疗脑瘫用药分析：该患儿出生时因脐带绕颈缺氧，3 个月时出现脐疝，生长过程中出现语迟，右侧肢体活动不利，间断诊疗。2020 年初因右手伸不直、右足内扣，用补阳还五汤、六味地黄丸为主方配丸药，服药后体力及精神皆好转。本患儿出生时缺氧，脑瘫，右侧肢体活动不利，中医认为左属血，右属气，故以补阳还五汤补气为主兼以活血。六味地黄丸本是儿科处方，出自《小儿药证直诀》，治疗肾怯失音、囟开不合、神不足、目中白睛多、面色㿠白等，常用于小儿肾脏病、先天性疾病等。因患儿夹杂有情志因素，故联合四逆散疏调气机。四逆散联通阴阳，为少阴之枢机。清代名医张璐言四逆散："细推其邪，从阳入阴，必由少阳而达，亦无不由太阴竟入少阴之理，故首推柴胡为来路之引经，亦借以为去路之向导；用枳实者，扫除中道，以修整正气复回之路也。夫阴为阳扰，阳被阴埋，舍和别无良法。故又需芍药以和其营，甘草以和其胃，胃气和而真阳敷布。"先补阳，后养阴，再以四逆散调和阴阳。小儿生机旺盛，虽早产、缺氧、先天不足，在后天生长发育过程中，通过中药扶助正气，流通气血，亦可使机体逐步趋向正常发展。

二十四、肝损伤

肝损伤有药物性肝损伤、自身免疫性肝损伤等类型。肝脏具有极强的再生能力，只要不再损伤，通过适当的保肝治疗，肝脏可以恢复正常功能。《金匮要略》言："见肝之病，知肝传脾。"治疗肝损伤从肝脾论治，习用玉屏风散调节免疫功能；逍遥散健脾疏肝，促进肝细胞再生；生脉散保护肝细胞。现代药理研究亦证实：五味子可降低氨基转移酶。除此之外，我在临床中常跟患者强调：恢复肝功能最重要的是"一定要早睡觉"！

案例 孙某某，女，9 个月，2020 年 8 月 1 日初诊。

【主诉】转氨酶偏高 3 个月。

【现病史】3 个月前因患儿转氨酶高、肝损伤在北京某医院住院治疗。刻下症：谷丙转氨酶 120U/L，天门冬氨酸氨基转移酶 87U/L，夜卧不安，夜间盗汗，后背起疹，纳可，便可。舌红，唇红；左、右脉均沉细滑；指纹紫红至风关，手心热。

【个人史】出生时体重 3.4kg，顺产，混合喂养，出生时血小板减少，使用激素治疗后正常，心肌酶高，服果糖，否认药物及食物过敏史。

【中医诊断】气阴亏虚证。

【处方】五味子（打）5g，党参5g，麦冬5g，三根汤，生甘草5g。7剂，水煎代水饮。忌熬夜。

【二诊】2020年8月22日：服上方后家长觉患儿精神好，盗汗轻，又照原方继服21剂后，复查血生化转氨酶明显下降。舌红，唇红。左、右脉均沉细滑，手心热汗。血生化检查：谷丙转氨酶41U/L，天门冬氨酸氨基转移酶52U/L，肌酸激酶223U/L。

【处方】五味子（打）5g，党参5g，麦冬5g，三根汤，连翘5g，金银花5g，炙甘草6g，生麦芽30g，大枣3枚。14剂，水煎代水饮。

案例解析 小儿素体正气亏虚是发病之内因，由于小儿为稚阴稚阳之体，气血未充，卫外不固，故易感外邪。又因患儿先天禀赋不足，血小板减少，疾病迁延日久，由初起的血热妄行之实证转为虚证。人体血生于脾，藏于肝，源于肾，而主在心，依赖心之推动，脾之统摄，肝之储藏，心、肝、脾功能受损，则易耗气伤阴，气阴亏虚，虚实兼杂，病位在心、肝、脾、肾，以益气养阴、清热凉血为主要治疗方法。气阴亏虚，故出现盗汗等阴虚之证，选益气养阴之生脉散加减。因血行不循常道而血溢肌肤，或血热妄行，故用茅根凉血清热。

二诊：服上方21剂，效好，转氨酶下降，故守上方又加金银花、连翘清热解毒，凉血。患儿幼小，护脾胃为本，故加甘麦大枣汤，既护脾胃，又可疏肝定惊，并且口感又好，继服以巩固疗效。

小儿机体生长发育迅速，生命力强，不要用药过重伤害其正气，故总体选方用药轻灵。治疗中，重视人的生活质量及舒适度。在临床中观察到复杂的病情，首先是症状的改善，然后会有化验指标的改变。证实"中医治疗的是生病的人，而不是重点关注检验指标"。

二十五、传染性单核细胞增多症

传染性单核细胞增多症是由 EB 病毒引起的急性感染性疾病，具有传染性。主要表现为发热、咽峡炎、淋巴结肿大、肝脾肿大、皮疹等。可合并肺炎、阻塞性睡眠呼吸障碍等，少数并发噬血细胞综合征。EB 病毒在人群中广泛感染，根据血清学调查，我国 3~5 岁儿童 EB 病毒 vca - IgG 抗体阳性率达 90% 以上，大部分儿童无临床症状。当儿童免疫力低下时感染，会表现出临床症状。治疗传染性单核细胞增多症，以"急则治其标，缓则治其本"为原则，急性期从温病角度考虑选方用药，后期以提高免疫力、扶正祛邪为主。肝功能异常者，以"茵陈小柴胡汤"清肝利胆保肝。

案例 刘某某，男，7 岁，2015 年 11 月 29 日初诊。

【主诉】咳嗽半个月余，发热 1 天，最高体温 39℃。

【现病史】患儿咳嗽半个月余，北京某医院诊断为喘息性支气管肺炎，给予头孢、复方鱼腥草颗粒、雾化治疗。刻下症：咳深，喘息音，痰不易出，打鼾，夜盗汗，动则汗，易外感，思饮，纳差，便可。舌红，舌胃 - 心沟，唇红。左、右脉均沉细滑数，手心热汗。

【个人史】出生时体重 3.65kg，顺产。

【处方】麻杏石甘合黛鱼方合生脉加减。麻黄 5g，杏仁（后下）10g，甘草 5g，生石膏（先煎）30g，五味子 5g，党参 5g，麦冬 5g，黛蛤散（布包）20g，柴胡 10g，姜半夏 5g，紫苏叶 5g，鱼腥草（后下）20g，三根汤。7 剂，水煎服，代水饮。嘱停雾化治疗。

【二诊】2015 年 12 月 6 日：患儿咳愈，打鼾止。12 月 4 日在北京某医院诊断为 EB 病毒感染。1 周前停雾化后唇周起癣，身起疹，夜 10 点眠，虚汗，时尿黄，盗汗。舌红，唇红。左脉沉细弦，手心热指凉；右脉沉细滑，手心汗指凉。12 月 4 日在北京某医院查：EBVIgM - VEB 病毒 IgM 160.00U/ml，VCA - IgG EB 病毒 IgG 30.5U/ml，EBNA - IgG 核抗原 IgG 5.15U/ml，EA（D）IgG 早期抗原 IgG 3.00U/ml。异型淋巴细胞百分比 2%，淋巴细胞百分比

64%。处方调整为生黄芪 10g，白术 10g，防风 5g，三根汤，五味子 5g，党参 5g，麦冬 5g，杭白芍 10g，桂枝 5g，牡丹皮 5g。14 剂，水煎服，代水饮。

【随访】患儿服药后虚汗减少，皮疹消退，纳可，时身痒。舌偏红，唇红。左脉沉细弦，右脉沉细滑；手心热汗。守上方加生地黄 20g，14 剂，水煎服，隔日服一剂。

案例解析 一诊：该患儿容易患呼吸道感染，免疫力低下，夜间盗汗，予生脉散扶正止盗汗。肺气郁闭，肺失宣降，痰热内生，咳嗽、喘息，发热，体温 39℃，参考西医诊断"喘息性支气管肺炎"，宜宣肺、清热、止咳喘，选用"麻杏石甘汤"治疗，配合黛鱼方加强清热化痰之力。用西药抗生素（因其苦寒）易伤脾胃，故选用姜半夏、紫苏叶开胃理气化痰。三根汤中葛根助麻黄解肌退热，芦根、茅根清热利尿。柴胡与姜半夏相配有小柴胡汤之意，助麻黄退热。

二诊：因查出 EB 病毒感染，患儿家长了解到 EB 病毒的危害，思想压力很大。其实病毒广泛存在于自然环境中，"正气存内，邪不可干"，只要人体免疫力足够强，辨证辨病治疗即可。在一诊时患儿应该已经存在 EB 病毒感染，患儿服药后咳愈、打鼾止。虚汗，用玉屏风散提高免疫力止虚汗；盗汗，用生脉散补气养阴止盗汗；桂枝剂调摄阴阳，牡丹皮凉血止痒。

二十六、肾小球疾病

肾小球疾病有原发性、继发性、遗传性之分。这里主要列举原发性肾小球疾病的验案。原发性肾小球疾病分为肾小球肾炎、肾病综合征、孤立性血尿或蛋白尿。根据大量临床病例体会肾小球疾病形成的原因是"阴阳失调"。"阴"是肾本身的损伤，"阳"是免疫力的低下，所以用"六味地黄"修补肾阴，用"玉屏风散"补阳气、提高免疫力。这两首方剂合用可以看成是治疗"肾小球疾病"的"对方"，类似于"施氏对药"。再根据症状和西医检验指标辨证增减药味。

儿童有强大的生命力、再生能力，所以我对于治疗儿童肾小球疾病很有信心，治疗也取得了一定效果。这次举的几个案例，不是都用六味地黄进行治疗，是随着临床的病况进行辨证，随症加减药物，表现出来中医用药的特点：有是证用是药。

急性肾小球肾炎

案例　刘某某，男，6 岁，2012 年 7 月 7 日初诊。

【主诉】尿潜血 1 个月余。

【现病史】患儿于 2012 年 5 月 24 日注射百白破疫苗后当晚高热，次日出现血尿，第三日查血尿、尿蛋白阳性。北京某医院诊为急性肾小球肾炎，经治疗后尿蛋白已转阴。现处于恢复期。前时服匹多莫德口服液、百令胶囊、阿魏酸哌嗪分散片、槐杞黄颗粒，医嘱停服上药。现未用激素。刻下症：尿蛋白（−），尿红细胞每高倍视野 2~4 个，尿隐血（＋）。卧不安，无刷牙出血，眠可，虚汗，盗汗，咽有痰，易烦躁，无发热。舌红，唇红。左、右脉均沉细滑数，手心热汗。

【处方】生地、熟地各 10g，泽泻 10g，牡丹皮 5g，茯苓 10g，山萸肉 5g，山药 10g，茜草 10g，茅根 30g，地骨皮 5g。10 剂，水煎服，代水饮。

【二诊】2012 年 7 月 16 日：患儿服药后尿潜血转阴。晨口渴，饮热，大便黑绿。舌红，唇红。左、右脉均沉细滑，手心热汗。处方调整为生地、熟地各 10g，泽泻 10g，牡丹皮 5g，茯苓 10g，山萸肉 5g，山药 10g，茜草 10g，茅根 30g，五味子 5g，党参 5g，麦冬 5g。7 剂，水煎服，代水饮。

【三诊】2012 年 7 月 22 日：患儿近日出现目红赤，口腔溃疡，纳差，眠时抽动。今查尿潜血（＋）。舌边、尖红，唇红。左脉沉细弦，右脉沉细弦滑；手心热汗。处方为五味子 5g，党参 5g，麦冬 5g，生地黄 10g，生龙骨、生牡蛎（先煎）各 30g，泽泻 10g，牡丹皮 5g，茯苓 10g，山萸肉 5g，山药 10g，生蒲黄（布包）10g，乌梅 5g。7 剂，水煎服，代水饮。另予祝氏口腔溃疡散 5g，浓茶水漱口后外用。

【随访】家长反馈：患儿服药后尿潜血转阴，口腔溃疡已愈。2014 年患儿发热后时有尿潜血出现，其家长均带患儿前来就诊，服中药治疗。每次服中药后外感症状消除，尿常规正常。临床中，对于注射疫苗后儿童有轻微发热者，嘱家长给予三根汤，清透热邪以退热。

案例解析　一诊：接种疫苗后患儿出现发热、血尿、尿蛋白阳性，诊断为急性肾小球肾炎。经西医治疗后尿蛋白已转阴，但仍有尿潜血。急性肾小球肾炎在急性期以热证、实证为多见，恢复期以虚中夹实证为多见。此期当注意培补肾元。患儿表现为血尿，为湿热之邪蕴结于膀胱，伤及肾阴所致。六味地黄丸滋阴补肾以固本。地骨皮、牡丹皮、茜草、茅根清热凉血止血，且茅根有清热利尿的功效，引余邪从小便而走。

二诊：尿潜血转阴，晨起口渴、脉沉细滑，为阴虚不足，效不更方，加生脉散增加益气养阴的作用。

三诊：患儿近日出现口腔溃疡、目红赤，为肝火上炎所致，在六味地黄丸基础上加乌梅配生蒲黄，共同起敛阴清热的作用。眠时抽动，加生龙骨、生牡蛎镇静安神，且有补钙的功效。同时给予自制的祝氏口腔溃疡散，浓茶水漱口后外用。

肾病综合征

案例　李某某，男，2岁，2015年7月3日初诊。

【主诉】尿蛋白阳性1个月余。

【现病史】患儿因"尿蛋白阳性"于2015年5月24日在北京某医院诊断为肾病综合征。现服泼尼松片27.5mg，顿服，每日1次。6月30日查白蛋白24.7g/L，肌酸激酶48U/L，肌酸激酶同工酶30U/L，血乳酸4.33mmol/L。近日易反复外感。夙蚊虫叮咬后局部皮肤红肿。盗汗，便可，尿量正常，俯卧眠。舌红，唇红。左脉沉细滑，手心汗；右脉沉细滑，手心热汗。

【个人史】出生时体重4kg，顺产，母乳喂养6个月。

【中医诊断】脾肾两虚证。

【处方】生地、熟地各10g，泽泻10g，牡丹皮5g，茯苓10g，山萸肉5g，山药 10g, 白术 10g, 防风 5g, 生黄芪 10g, 五味子 5g, 党参 5g, 麦冬 5g, 三根汤。28 剂, 水煎服, 代水饮。

【二诊】2015 年 8 月 7 日: 患儿服药后盗汗轻, 服药期间无外感。试纸复查尿蛋白阴性。泼尼松片改为隔日 10mg、40mg 交替顿服, 每日 1 次。今日口服 40mg。俯卧眠, 血糖未查, 身痒, 不爱洗澡, 洗澡则哭, 目疼不适。近日精神亢奋, 夜 11~12 点眠, 入睡难。便可, 尿量正常。舌红, 唇红。左脉沉弦滑, 右脉沉细弦滑, 手心热汗。处方调整为五味子 5g, 党参 5g, 麦冬 5g, 山药 10g, 生地、熟地各 5g, 泽泻 10g, 牡丹皮 5g, 茯苓 10g, 山萸肉 5g, 三根汤, 地骨皮 5g。28 剂, 水煎服, 代水饮。

【三诊】2015 年 9 月 4 日: 患儿服药后盗汗止, 四肢已有力。9 月 3 日查白细胞 $12 \times 10^9/L$, 中性粒细胞低, 淋巴细胞高, 血小板压积高。尿常规正常。现口服泼尼松片隔日 30mg 顿服, 每日 1 次, 计划每 8 日减半片。夜兴奋, 12 点眠。不思饮, 四肢热, 大便可, 日行一次。舌红, 唇红。左脉沉细滑数, 右脉沉细弦; 手心热汗。处方调整为生地、熟地各 5g, 泽泻 10g, 牡丹皮 5g, 茯苓 10g, 山萸肉 5g, 山药 10g, 三根汤, 地骨皮 5g, 生黄芪 10g, 防风 5g, 炒白术 10g。28 剂, 水煎服, 代水饮。

【四诊】2015 年 10 月 9 日: 患儿服药后身痒减轻, 近日身痒反复。前时服骨头汤后腹泻, 服蒙脱石散后呕吐, 现已无腹泻。10 月 7 日查: 白细胞 $10.57 \times 10^9/L$, 淋巴细胞高, 单核细胞高, 肌酐、尿酸低, 尿蛋白（+）。现口服泼尼松片隔日 25mg, 顿服, 每日 1 次。时脸红, 言时嘴角有白沫。舌红, 苔白满, 唇红。左、右脉均沉细滑, 手心汗。处方调整为三根汤, 地骨皮 5g, 生地、熟地各 5g, 泽泻 10g, 牡丹皮 5g, 山萸肉 5g, 茯苓 10g, 山药 10g, 女贞子 5g, 旱莲草 5g, 甘草 5g, 白花蛇舌草 10g。36 剂, 水煎服, 代水饮。

【五诊】2015 年 11 月 14 日: 患儿服药后口吐白沫减少, 身痒减轻。2 周前查尿蛋白（++）, 泼尼松片改为隔日 20mg, 顿服, 每日 1 次。时盗汗, 眨眼, 尿黄有沫, 便可。舌红, 唇红。左脉沉细弦数, 右脉沉细滑; 手心热。处方调整为三根汤, 地骨皮 5g, 生地、熟地各 5g, 泽泻 10g, 牡丹皮 5g, 山萸肉 5g，茯苓 10g，山药 10g，女贞子 5g，五味子 5g，甘草 5g，白花蛇舌草 10g。28 剂，水煎服，代水饮。

【六诊】2015 年 12 月 12 日：患儿服药后尿蛋白已无，眨眼轻。12 月 11 日查血常规血红蛋白 128g/L，中性粒细胞百分比 23.74%，淋巴细胞百分比 65.41%，口服泼尼松片隔日 10mg，顿服，每日 1 次。眠轻，卧不安，多梦，梦话多。便可。舌红，唇红。左脉沉细滑数，右脉沉细滑；手心汗。处方调整为三根汤，地骨皮 5g，生地、熟地各 5g，泽泻 10g，牡丹皮 5g，山萸肉 5g，茯苓 10g，山药 10g，苏叶 5g，五味子 5g，阿胶（烊化）5g，白花蛇舌草 10g。28 剂，水煎服，代水饮。

【七诊】2016 年 1 月 9 日：患儿现服泼尼松片隔日 10mg，顿服，每日 1 次，皮肤干，易身疼，夜晚眠，入睡难，饮可。舌红，唇红。左脉沉细滑数，右脉沉细滑；手心热汗。2016 年 1 月 8 日查胆碱酯酶 14716U/L，碱性磷酸酶 212U/L，总蛋白 50.9g/L，其中，白蛋白 31.9g/L，球蛋白 19g/L，胱抑素 C 0.46mg/L，总胆固醇 6.24mmol/L，载脂蛋白 A2.18g/L，N－乙酰葡萄糖苷酶 50U/L，肌酐 17μmol/L。白细胞 12.36×10⁹/L，血红蛋白 140g/L，血小板 366×10⁹/L，中性粒细胞占比 26.34%，淋巴细胞占比 64.74%。尿蛋白（＋）。尿微量白蛋白 >0.15，尿细菌 28/ml，尿白细胞 0/μl。处方调整为生地、熟地各 10g，泽泻 10g，牡丹皮 5g，茯苓 10g，山萸肉 5g，山药 10g，五味子 5g，白花蛇舌草 10g，知母 5g，石菖蒲 5g，远志 5g，煅龙骨、煅牡蛎（先煎）各 30g。56 剂，水煎服，代水饮。

【八诊】2016 年 3 月 5 日：患儿泼尼松片用量从隔日 15mg 减至隔日 10mg 时病情反复。自 2 月 1 日起恢复泼尼松片隔日 30mg，顿服，每日 1 次。入睡好转，上车睡觉，噩梦多，纳差，便可，饮可，皮肤干，有矢气。舌红，唇红。左脉沉细滑弦数，右脉沉细弦，手心热汗。2016 年 2 月 29 日查：淋巴细胞数目 3.75×10⁹/L，单核细胞绝对值 0.95×10⁹/L，血红蛋白低，碱性磷酸酶 128.7U/L，肌酐低，低密度脂蛋白低，载脂蛋白低。处方调整为生地、熟地各 5g，泽泻 10g，牡丹皮 5g，茯苓 10g，山萸肉 5g，山药 10g，白芍 10g，当归5g，生黄芪10g，桂枝5g，知母5g，甘草5g。28剂，水煎服，代水饮。

【九诊】2016年4月9日：现口服泼尼松片隔日22.5mg，顿服，每日1次。近日干呕，纳差，便黏，不易外感，乏累少，晨尿黄，无夜盗汗。舌红，唇红暗。左、右脉均沉细滑数，手心热汗。血检淋巴细胞、单核细胞高，总蛋白球蛋白低。处方调整为木香5g，砂仁（后下）3g，党参5g，白术10g，茯苓10g，甘草5g，陈皮5g，法半夏5g，生地、熟地各5g，泽泻10g，牡丹皮5g，山萸肉5g，山药10g。56剂，水煎服，代水饮。

【随访】患儿服药后病情稳定。以六味地黄汤为主方，香砂六君子汤、玉屏风散、归芪建中汤随症加减治疗。泼尼松片逐渐减量，2016年12月肺炎期间未出现尿蛋白。于2017年1月停服泼尼松片。后以归芪建中汤或香砂六君子汤调脾胃为主，加熟地填补肾精为辅，即补后天以补先天治疗1年。2017年9月复查肝功能、肾功能均正常。2017年12月患儿病情稳定，停服中药。

案例解析 一诊：患儿诊断肾病综合征近2个月。肾主封藏，肾脏受损，不能封藏精微物质，见尿中蛋白增多；心肾阴亏虚，阴不敛阳，则盗汗，以六味地黄汤滋肾阴、固精微，生脉散益气养阴敛汗。肺气不足，卫阳不固，抵御外邪能力下降，则易反复外感；肺主气，脾主升清，肺脾气虚，亦可致精微物质外漏，故予玉屏风散补肺脾之气，助六味地黄汤固精微；患儿蚊虫叮咬后局部皮肤红肿明显，舌尖变红，为热邪之象，故加三根汤清热凉血利尿，引邪热外出。

二诊：患儿盗汗减轻。且近日无外感，肺气不足亦不显。虚热较为明显，见身痒、精神亢奋、入睡困难，故去玉屏风散，加地骨皮清虚热。

三诊：患儿盗汗止，去生脉散。肾气渐充，四肢已较前有力。泼尼松片减量过程中，白细胞偏高，为防止呼吸道感染，加玉屏风散益气固表。

四诊：患儿出现尿蛋白（+），可能与前时腹泻及减泼尼松片有关。仍以六味地黄汤滋肾阴、固精微。加地骨皮清虚热，凉血止痒。二至丸助六味地黄汤补肝肾不足、清虚热。三根汤、白花蛇舌草清热解毒，利尿。

五诊：患儿2周前尿蛋白（++），现尿黄有泡沫。身痒减轻，时有盗汗，病情比较稳定，故去旱莲草，加五味子益肾固精、止汗。

六诊：患儿尿蛋白已无。血红蛋白偏低，为血虚之象，故去女贞子，加阿胶养血，苏叶理气和胃，防止阿胶滋腻碍胃。

七诊：从化验项目来看，近日患儿病情略反复，出现尿蛋白阳性，低白蛋白血症、高胆固醇血症。患儿入睡困难，睡眠晚，则耗伤阴血，不利于疾病恢复。阴血亏虚，不能濡养皮肤，则皮肤干。仍以六味地黄汤为主方，滋肾阴、固精微。加五味子益肾宁心，知母清虚热，石菖蒲、远志益肾安神，煅龙骨、煅牡蛎镇静安神宁心，白花蛇舌草清热解毒、降蛋白。

八诊：患儿病情反复后增加泼尼松片用量。入睡好转，上方去石菖蒲、远志、煅龙骨、煅牡蛎。脾胃虚弱，运化功能下降，气血生化乏源，见纳差、血红蛋白低，加归芪建中汤健脾益气养血。

肾病综合征多是经西医确诊、激素治疗，反复发作后寻求中医药治疗。治疗肾病综合征时，注重维护儿童自身旺盛的生命力，以补气摄血、补肾阴阳为主。用"玉屏风散"顾护阳气；用"六味地黄"滋养肾阴，促进肾脏生长修复。血尿者，配茜草、仙鹤草、旱莲草凉血、止血。尿蛋白者，用白花蛇舌草、菟丝子等消尿蛋白；用枸杞子、女贞子补肾阴。三根汤解肌清热利尿，引邪外出。肾病综合征最常见的并发症为呼吸道感染和泌尿系感染。玉屏风散又具有固表提高免疫力，防治呼吸道感染的作用。三根汤具有预防泌尿系感染的作用。西医治标，中医治本，急则治标，缓则治本，中西医结合，疗效显著。

二十七、过敏性紫癜

过敏性紫癜以皮肤瘀点瘀斑为主症，可以伴有腹痛、关节痛、便血、血尿、蛋白尿等。紫癜性肾炎是过敏性紫癜的危害之一，关系到本病的预后。引起过敏性紫癜的原因，需要考虑到过敏因素。但这种过敏又不同于普通的过敏性疾病，常存在显著的免疫异常。免疫异常，相当于"正气异常"，气血不协调，阴阳不协调。从中医的角度理解：过敏性紫癜与正气异常、血热两方面有关。血热贯穿于过敏性紫癜的全过程，初期以血热为主，后期有气虚血热、阴虚血热、肾虚血热的不同。

三根汤是清气分、血分之热，透邪外出的良药，适合于过敏性紫癜的各个阶段。气虚明显者，以"玉屏风散"益气摄血；心阴不足者，以"生脉散"养阴清虚热；病及于肾，出现蛋白尿、尿血者，以"六味地黄汤加减"滋肾阴、凉血止血。治疗过程需要根据具体病情进行辨证，但总的原则还是提高免疫力，清除代谢产物。

案例一 刘某，男，7岁，2017年5月26日初诊。

【主诉】双下肢皮下出血点1个月余。

【现病史】2017年4月24日北京某医院诊断：过敏性紫癜，上呼吸道感染，心肌损害。2017年5月22日已停激素（泼尼松），现服辅酶Q10、果糖二磷酸钠。尿蛋白（＋），双下肢皮下出血点。动则汗，盗汗，身痒。舌偏红，尖、边红，唇红。左脉沉细弦滑，右脉沉细滑；手心热汗。

【中医诊断】气阴两虚，阴虚火旺证。

【处方】生地黄20g，泽泻10g，牡丹皮5g，茯苓10g，山萸肉5g，山药10g，党参5g，麦冬5g，五味子5g，生黄芪10g，白术10g，防风5g。7剂，水煎服，代水饮。

【二诊】2017年6月23日：身无新起出血点。皮下出血点未消退，性急，盗汗，动则汗，叹息，心动过缓。舌偏红，唇红。左脉沉细滑动，右脉沉细弦；手心热汗。处方调整为生地黄20g，泽泻10g，牡丹皮5g，茯苓10g，山萸肉5g，山药10g，党参5g，麦冬5g，五味子5g，生黄芪10g，白术10g，防风5g，炙甘草10g，大枣3枚，生麦芽30g，三根汤。14剂，水煎服，代水饮。

【三诊】2017年7月28日：患儿皮下出血轻，查尿正常。夜盗汗，口臭，纳差，嗜酸、甘，便溏，无晕车，动则汗，身痒。舌偏红，苔白满，唇红。左脉沉细滑，右脉沉细弦滑；手心热汗。处方调整为五味子5g，党参5g，麦冬5g，牡丹皮5g，生黄芪10g，桂枝5g，白芍10g，当归5g，炙甘草10g，地骨皮 5g，三根汤，炒白术 10g，生麦芽 30g，大枣 3 枚，防风 5g。14 剂，水煎服，代水饮。

【四诊】2017 年 8 月 25 日：患儿陈旧皮下出血消退。时有新皮下出血点，出血点较前减少。2017 年 8 月 24 日心电图提示：偶发心律不齐。口臭，便时干稀，咳嗽，咽痛，已服肺力咳。舌偏红，尖、边红，苔白满，唇红。左脉沉细弦数，右脉沉细弦滑数，手心凉汗。处方调整为炙甘草 10g，桂枝 5g，麦冬 5g，大枣 3 枚，生地黄 20g，麻仁（打）5g，党参 5g，阿胶（烊化）5g，黛蛤散（布包）20g，花生衣 5g，三根汤，五味子 5g。28 剂，水煎服，代水饮。

【五诊】2017 年 9 月 22 日：患儿未见皮下出血点，盗汗，口臭轻，咳嗽减轻，偶咳，时纳差，嗜肉，眠可，便溏。舌红，苔白满，唇红。左脉沉细滑，右脉沉弦滑；手心热汗。处方调整为炙甘草 10g，桂枝 5g，麦冬 5g，大枣 3 枚，生地黄 20g，党参 5g，荆芥穗 5g，阿胶（烊化）5g，黛蛤散（布包）20g，花生衣 5g，三根汤，五味子 5g。28 剂，水煎服，代水饮。

【六诊】2017 年 11 月 17 日：患儿动则汗减轻，盗汗减轻。尿常规未见异常，未见皮肤出血，未再出现心律不齐。晨起咳，爱哭。舌偏红，唇红。左、右脉均沉细滑数，手心热汗。处方调整为生麦芽 30g，甘草 5g，大枣 3 枚，芥穗 5g，五味子 5g，党参 5g，麦冬 5g，花生衣 5g，生黄芪 10g，白术 10g，防风 5g，鱼腥草（后下）20g，三根汤。14 剂，水煎服，代水饮。

【随访】患儿服药后紫癜愈。1 年后回访未再复发。

案例解析 一诊：该患儿为过敏性紫癜，伤及心、肾两个脏器。热邪伤络，渗于皮下，见皮下出血点。热邪耗气伤阴，伤及心，见心肌损害、盗汗。热邪伤肾，肾脏受损，不能固摄精微物质，见尿蛋白（＋）。患儿素体肺气不固，气不摄津，气不摄血，见动则汗、皮下出血。证属气阴两虚，阴虚火旺，予六味地黄汤、生脉散合玉屏风散。六味地黄汤滋肾阴凉血止血，生脉饮养心阴兼益气，玉屏风散益气固表。三方合用，滋阴凉血止血、益气摄血于一体。

二诊：患儿服药后已无新起出血点，但皮下出血未消退，阴虚火旺之势已缓，效不更方，守方增三根汤合甘麦大枣汤，芦根清热，茅根凉血止血，葛根解肌透热外出，甘麦大枣汤养心安神，且炙甘草用10g，取炙甘草汤之意，补中气、益心气。

三诊：患儿服药后尿蛋白消除，肾阴亏虚之证已减轻。患儿出现纳差、口臭之象，故去六味地黄汤，以免滋腻碍胃。血热已减，故皮下出血减轻，仍身痒，说明血热尚未消除，以牡丹皮、地骨皮、三根汤清热凉血止血。脾胃虚弱，运化失司，食滞胃肠，见口臭、纳差、便溏、苔白满，予归芪建中汤益气养血、温中健脾。肺气不固，气不摄津，予玉屏风散益气固表。

四诊：患儿皮下出血已减。心主血，热邪伤及心，耗伤气阴，导致心气不足，心阴亏虚，心血不充，则偶发心律不齐、皮下出血，予炙甘草汤益气滋阴、通阳复脉，且方中生地黄凉血止血，阿胶养血止血，党参益气摄血。加花生衣增强止血散瘀的功效，三根汤清热透邪、凉血止血。加五味子增强益肾宁心的功效。患儿又外感咳嗽、咽痛，加黛蛤散清热化痰。

五诊：患儿皮下出血已消退。咳嗽减轻，偶咳，效不更方，去火麻仁，加荆芥穗，增强解表散寒之力。

六诊：患儿服药后尿常规正常，皮下出血、心律不齐未再发作。心气虚、心血虚之证已消，心阴不足已减，巩固疗效予生脉散、甘麦大枣汤益气养阴、养心安神，玉屏风散益气固表摄血，花生衣止血散瘀，鱼腥草清热痰热止咳。

案例二 陈某某，男，5岁，2016年10月10日初诊。

【主诉】双下肢浮肿、皮下出血1周余。

【现病史】患儿近1周双下肢浮肿、皮下出血，夜见加重。10月4日北京某医院诊断为过敏性紫癜，予服氯雷他定。素扁桃体易发炎，9月底有上呼吸道感染史。刻下症：双下肢肿，双下肢可见皮下出血，压之不褪色。咽有痰，纳可，便可。舌红，舌腰-胃沟，唇红。左、右脉均沉细弦数，手心热汗。

【个人史】出生时体重3.6kg，剖宫产（因宫口不开，有羊水早破、羊水浑浊），纯母乳喂养5个月，混合喂养至1岁半。

【中医诊断】风热伤络，阴虚火旺证。

【处方】生地、熟地各 5g，泽泻 10g，牡丹皮 5g，茯苓 10g，山萸肉 5g，山药 10g，紫草 10g，牛蒡子 10g，三根汤，花生衣 10g，阿胶珠（烊化）10g，生甘草 5g。28 剂，水煎口服，代水饮。

【二诊】2016 年 11 月 25 日：患儿无新起皮下出血，下肢水肿消，腿部陈旧性紫癜压之不褪色。今晨发热，后头痛，便干，皮肤干、足干。舌红，舌腰－胃沟，唇红。左、右脉均沉细滑数，手心热。处方调整为柴胡 10g，黄芩 5g，姜半夏 5g，甘草 5g，生地黄 20g，牡丹皮 5g，地骨皮 5g，三根汤，牛蒡子 10g，金荞麦 20g。7 剂，水煎口服，代水饮。

【随访】患儿服药后过敏性紫癜未再复发。

案例解析　一诊：该患儿处于急性发作期，双下肢水肿，首诊用六味地黄汤"先安未受邪之地"补肾固本。三根汤中芦根味甘而不滋腻，生津而不恋邪，专清气分之热；白茅根味甘而不腻膈，性寒而不碍胃，利水而不伤阴，善清血分之热；葛根透疹解毒。紫草味苦、咸，性寒，凉血止血、清热解毒。牛蒡子味辛、苦，性寒，疏散风热，解毒、透疹、利咽。花生衣、阿胶珠生血止血，且花生衣具有升高血小板的作用。

二诊：患儿服药后无新的皮下出血点。今日发热、头痛。治疗过敏性紫癜时，出现外感证候，当"先治其标"，而且此时是透邪外出的最佳时机。予小柴胡汤和解表里，牛蒡子清热解毒利咽，且润肠通便。阴血不足，肠道失于濡养见大便干，皮肤失于濡养见皮肤干、足干，予生地黄养阴清热凉血止血，兼润肠通便；牡丹皮地骨皮清虚热，凉血止血。葛根助柴胡解肌退热，芦根清气分热；茅根凉血止血，清血分热。组方于外透邪，内清热凉血止血，使热邪无居处。患儿服药后紫癜未再复发。六味地黄丸首载于《小儿药证直诀》，由"儿科之圣"钱乙根据小儿生理病理特点化裁古方肾气丸而成，可以补肝肾，治肾怯失音、囟开不合、神不足、目中白睛多、面色㿠白等，常用于治疗儿童肾脏疾病。小柴胡汤合三根汤为治疗外感发热的常用方，取"急则治标缓则治本"之意。过敏性紫癜出现发热时，需要注意慎用辛温发散之品，以免耗阴动血。

案例三 梁某某，女，8 岁，2015 年 7 月 20 日初诊。

【主诉】双下肢皮下出血伴踝关节疼 2 周。

【现病史】患儿 2 周前身起丘疹，此前曾食山竹、波罗蜜，后于北京某医院诊断为过敏性紫癜。6 月 30 日查血小板 220×10^9/L，中性粒细胞百分比 35%，淋巴细胞百分比 52.1%。7 月 13 日查尿常规正常。返回安徽时可见皮下出血。跑步则出现皮下出血，踝关节疼。盗汗，动则汗，近日憋气，便黏不畅、臭，纳差，畏热。舌偏红暗，舌胃-心沟，唇红。左脉沉细弦，手心热汗，通贯掌；右脉沉细弦，手心热。

【个人史】出生时体重 3.5kg，顺产，母乳喂养半年，混合喂养至 1 岁。

【中医诊断】气阴两虚，气不摄血证。

【处方】生黄芪 10g，白术 10g，防风 10g，麦冬 5g，五味子 5g，党参 5g，牡丹皮 5g，花生衣 5g，地骨皮 5g，甘草 5g。28 剂，水煎服，代水饮。

【二诊】2015 年 8 月 24 日：患儿服药后未见皮下出血。近日嚏、涕，咳嗽。便黑黏 1～2 日一行，纳可。舌红，舌胃-心沟，唇红。左脉沉细弦滑，右脉沉细弦；手心热。处方调整为生黄芪 10g，白术 10g，防风 5g，五味子 5g，党参 5g，麦冬 5g，荆芥穗 5g，川芎 5g，白芷 5g，鱼腥草（后下）20g，三根汤，枳壳 5g。14 剂，水煎服，代水饮。

【随访】患儿服药后过敏性紫癜临床治愈。

案例解析 一诊：运动耗气，气虚致气不摄血，血溢脉道，见跑步则皮下出血；气不摄津则动则汗；气虚不能濡养关节，见踝关节疼，予玉屏风散益气摄血止汗。心气不足，心气推动无力，则憋气；心阴不足，阴不敛汗，见盗汗，予生脉散益气养阴。虚热伤络，迫血妄行，见畏热、皮下出血，予牡丹皮、地骨皮凉血止血，花生衣止血散瘀。

二诊：患儿服药后未见皮下出血，热邪伤络已消。近日见流鼻涕、咳嗽外感证。故去牡丹皮、地骨皮、花生衣。增川芎、白芷散寒通窍，荆芥穗祛风解表，鱼腥草清热化痰止咳，葛根解肌散寒，芦根清热利尿，茅根清热凉血止血，枳壳理气通腑。

二十八、糖尿病

儿童糖尿病多为 1 型糖尿病（胰岛素依赖型）。此次所举两例患儿病因不明，一般多见于遗传，也有后天所致。人的胰岛细胞含有 α 细胞和 β 细胞。α 细胞分泌胰高血糖素，β 细胞分泌胰岛素。胰岛素促进从胃肠道吸收进入血液中的葡萄糖转变为肝糖原、肌糖原，分别储藏在肝脏、肌肉中，以供需要时使用。胰高血糖素与胰岛素相对抗，起到促进肝糖原分解成葡萄糖，升高血糖的作用。

1 型糖尿病主要是由于胰岛 β 细胞数量明显减少，导致胰岛素分泌不足，造成血液中血糖升高。随着儿童身体增长，进食碳水化合物增多，需要胰岛素的量也增多，而胰岛 β 细胞工作不正常，使得胰岛素分泌少，导致了血糖增加，需要外界补充胰岛素。

案例一 刘某某，男，8 岁，2017 年 4 月 28 日初诊。

【主诉】乏力伴体重下降半年。

【现病史】患儿因尿床、呕吐、昏迷入院查糖尿病酮症酸中毒，确诊为 1 型糖尿病。注射胰岛素治疗。刻下症：乏力，发病后体重下降，纳后喜食水果，夜盗汗，眠时出汗则血糖异常。舌红，舌腰－胃沟，唇红。左脉反关，右脉沉细弦；手心凉汗。

【中医诊断】瘀血阻络，气阴两虚证。

【处方】生黄芪 10g，当归 5g，赤芍 10g，川芎 5g，益母草 10g，葛根 10g，丹参 15g，生地黄 10g，党参 5g，麦冬 5g，五味子 5g。28 剂，水煎服，代水饮。

【二诊】2017 年 5 月 26 日：患儿服药后体重未再下降。血糖较前稳定，体重 23kg，性急轻。前时下午血糖偏高、忽高忽低，现较稳定。无身痒，便头干，时汗出，时盗汗，仰卧眠，无打鼾，时鼻塞，不思饮，夜畏寒，无嚏、涕。舌偏红，舌腰－胃－心沟，唇红。左脉反关，手心凉汗；右脉沉细，手心凉汗。处方调整为生黄芪 15g，当归 5g，赤芍 10g，川芎 5g，生地黄 20g，益母草 10g，葛根 10g，丹参 15g，党参 5g，麦冬 5g，五味子 5g，防风 5g。28 剂，水煎服，代水饮。

【三诊】2017 年 6 月 23 日：患儿盗汗轻。2017 年 6 月 2 日查中性粒细胞百分比 76.1%。前时纳佳，近日纳差。近日腹痛、服双歧杆菌后便溏，昨日发热，现热已退。空腹血糖正常，下午血糖高，磨牙，无晕车，饮可，无涕，不咳嗽。舌红，舌腰 - 胃沟，唇红。左脉反关，右脉沉细滑；手心凉汗。处方调整为生黄芪 10g，当归 5g，益母草 10g，赤芍 10g，川芎 5g，白术 10g，防风 5g，柴胡 5g，黄芩 5g，姜半夏 5g，甘草 5g，苏叶 5g。28 剂，水煎服，代水饮。

【四诊】2017 年 7 月 22 日：患儿服药后纳食好转，腹痛除。前时因耳疼，查患鼓膜炎，血糖不稳。无打鼾，饥饿感，盗汗。舌红，舌腰 - 胃沟，唇红。左脉反关，右脉沉细滑，手心凉汗。处方调整为生黄芪 10g，当归 5g，赤芍 10g，川芎 5g，益母草 10g，连翘 10g，葛根 10g，丹参 15g，苍术 10g，玄参 10g，五味子 5g，荆芥穗 5g。28 剂，水煎服，代水饮。

【五诊】2017 年 8 月 18 日：患儿服药后鼓膜炎愈，病情稳定。以芪当益芍芎合生脉饮加减调理。患儿血糖控制稳定，生长发育情况良好。

案例解析　一诊：有学者认为糖尿病的发病原理与自身免疫有关，结合糖尿病患者可见诸多血瘀之证，我的父亲祝谌予先生将"芪当益芍芎"（生黄芪、当归、益母草、赤芍、川芎）用于治疗 1 型糖尿病，通过大量临床病例发现，其具有降糖活血的功效，因此成为临床治疗为 1 型糖尿病的经验方。该患儿诊断 1 型糖尿病，选芪当益芍芎配葛根（丹参）、生地黄（生黄芪）两组对药益气活血降糖。虚热伤阴，见夜盗汗、眠时出汗则血糖异常，予"生脉散"养心阴安神。

二诊：患儿服药后血糖较前稳定，体重未再下降。肺气不固，易外感风邪，见时出汗多、时鼻塞，故守上方加玉屏风散，增强益气固表之力。

三诊：患儿近日出现纳差、腹痛、发热（已退热），在降糖的基础上，以玉屏风散益气固表，防治外感，以小柴胡汤和解半表半里，调理脾胃。其中半夏配苏叶开胃止呕。

四诊：患儿因鼓膜炎致血糖不稳，以芪当益芍芎合降糖对药加减，益气滋阴活血降糖，加连翘清热解毒，荆芥穗祛风透邪外出。

案例二 王某某，女，12岁，2016年2月19日初诊。

【主诉】乏力3个月余。

【现病史】2015年12月2日，患儿于某儿童医院诊断为1型糖尿病，甲状腺功能减退症。2015年12月2日开始注射胰岛素。注射胰岛素后脱发严重。叹息，乏力，口干，皮肤干，纳可，便可。舌红，唇红。左脉沉细弦，手心汗指凉；右脉沉细弦滑，手心热汗。

【个人史】出生时体重3.1kg，剖宫产（其母心律失常），母乳喂养至1岁半，2015年2月8日初潮，色可，月经量多，白带多。

【中医诊断】气虚血瘀，肝肾阴虚证。

【处方】生黄芪10g，当归5g，益母草10g，赤芍10g，党参5g，川芎5g，生地黄20g，沙参10g，枸杞子10g，麦冬5g，川楝子5g。28剂，水煎服，代水饮。

【二诊】2016年4月1日：患儿服药后口干轻，皮肤干轻、脱发轻；服上方15剂后各症平稳，20剂时出现低血糖，故减胰岛素量。叹息，饮温。舌偏红，唇红。左、右脉均沉细弦滑，手心热汗。处方调整为生黄芪10g，当归5g，益母草10g，赤芍10g，党参5g，川芎5g、生地黄20g，沙参10g，枸杞子10g，麦冬5g，川楝子5g，桂枝5g。28剂，水煎服，代水饮。

【随访】患儿服药后叹息、口干、脱发明显改善，病情平稳。

案例解析 一诊：患儿诊断为1型糖尿病、甲状腺功能减退症。糖尿病的基本病机为气阴两虚，燥热伤津。该患儿注射胰岛素后气虚、血虚之象明显，表现为乏力、叹息、脱发、皮肤干；燥热伤津，见口干。予芪当益芍芎益气活血通络，配一贯煎滋补肝肾之阴。且方中含四物汤养血活血，治脱发、皮肤干。黄芪配生地黄，益气滋阴降糖。

二诊：患儿服药后各症减轻，效不更方，守上方桂枝 5g，少佐以温性之品，以抵制胰岛素的凉润作用。

糖尿病小结

1 型糖尿病治疗过程中患儿出现血糖降低的情况，说明治疗使得胰岛 β 细胞恢复工作产生较多的胰岛素，或者某些干细胞变成了可以分泌胰岛素的细胞，或者中药改善了细胞对胰岛素受体的灵敏度。中药治疗 1 型糖尿病，患儿的血糖下降了，体重增加了，身体发育恢复正常。

在治疗 1 型糖尿病时，习用"芪当益芍芎"益气活血通络，改善胰腺细胞周围的环境，也可以理解为改善免疫功能。祝谌予祝老将"广当益芍芎"（抗免疫二号），转化而成"芪当益芍芎"。"广当益芍芎"是北京协和医院妇产科，发现这个方子可以减轻人体自身免疫错误识别，有抗免疫的作用，所以起名叫作"抗免疫二号"。祝谌予教授将这个方子运用于过度免疫的患者中，比如治疗肾小球肾炎、1 型糖尿病、习惯性流产等。在治疗 1 型糖尿病时，如果发现有气虚、乏力的现象，就将木香换成生黄芪；如果发现怕冷畏寒的现象，就将川芎换成羌活，所以有的时候方子呈现的是"芪当益芍羌"。

希望在以后的中医药研究中，可设立课题，即用活血化瘀中药，如"芪当益芍芎"治疗糖尿病。研究改善胰岛素的分泌，改善胰岛素受体功能的机制是什么？现在还缺乏实验证实。

二十九、非霍奇金淋巴瘤

非霍奇金淋巴瘤、急性淋巴细胞白血病经过放、化疗后伤及气血、津液，甚则伤及阴精、累及骨骼。《素问·阴阳应象大论篇》言："阳化气，阴成形。"治疗这类疾病放、化疗后的患者，须时刻注重顾护阳气、精血津液。补气以顾护阳气，滋阴养血以增强自我修复能力。儿童及青春期的少年生命力顽强，放、化疗后只要维护其生命力不再损伤，顺应机体的自我调节能力选择用药，可达到治愈疾病、防止疾病复发的效果。

案例一 王某某，男，12 岁，2009 年 11 月 23 日初诊。

【主诉】淋巴肉瘤白血病复发。

【现病史】患儿诊断为非霍奇金淋巴瘤，淋巴肉瘤白血病复发缓解期。肿瘤已长到肠系膜后，化疗后并切除肿瘤，继发糖尿病、脂肪肝。曾每年入冬腹痛，曾出现肾衰竭。2009 年用利妥昔单抗治疗。化疗期间患水痘、带状疱疹。血糖最高时 27mmol/L，注射胰岛素治疗。因免疫力低，感染卡氏肺囊虫。现服化疗药及复方新诺明。嗜睡，无畏寒，思凉饮，便可，时咽不利。舌偏红，齿痕，舌面红点，舌根苔满，舌下可，唇淡红。左、右脉均沉细滑，手心热汗。

【个人史】出生时体重 3.9kg，剖宫产，母乳 9 个月。

【中医诊断】气阴两虚证。

【处方】白术 10g，防风 5g，生黄芪 10g，马勃（布包）5g，生地黄 10g，玄参 10g，麦冬 5g，甘草 5g，牛蒡子 5g，五味子（打）10g。28 剂，水煎服，每日 2 次。

【二诊】2011 年 2 月 28 日：患儿服上方后中度脂肪肝愈。停止化疗 3 个月。前时皮肤过敏，后换药过敏，又用氨苯砜。现无咳，停用所有药。带状疱疹处皮肤已结痂。阳光照射则面起皮。左手外伤，致 3 根筋断裂。便可，嗜咸，无腿抽筋，血糖偏高，爱吃坚果，不思饮，纳佳（曾用激素）。舌边、尖红，齿痕，苔白满，舌下可，唇红。左脉未触及；右脉沉细弦涩。处方调整为白术 10g，防风 5g，生黄芪 10g，五味子 5g，银柴胡 5g，乌梅 5g，甘草 5g，党参 5g，麦冬 5g，补骨脂 10g。28 剂，水煎服，每日 2 次。

【三诊】2011 年 3 月 14 日：北京某医院复查：球蛋白定量 17.2g/L，间接胆红素 16μmol/L，T 辅助淋巴细胞百分比 17.4%，T 抑制淋巴细胞百分比 58.8%，面已光滑，口干，纳食佳。舌偏红暗，齿痕，舌下可，唇偏红暗。左脉未触及，右脉沉细弦滑；手心热。处方调整为白术 10g，防风 5g，生黄芪 10g，五味子 5g，银柴胡 5g，乌梅 5g，甘草 5g，党参 5g，麦冬 5g，补骨脂 10g，桂枝 5g，白芍 10g。28 剂，水煎服，每日 2 次。

【四诊】2011 年 4 月 11 日：患儿无食控，已停胰岛素，便干。近日晒太阳则紫外线过敏，皮肤红痒。舌红暗，边、尖红点，齿痕，舌下可，唇红。左脉沉细弦滑，右脉沉细弦涩；手心热汗。处方调整为白术 10g，防风 5g，生黄芪 10g，五味子 5g，银柴胡 5g，乌梅 5g，甘草 5g，党参 5g，麦冬 5g，补骨脂 10g，桂枝 5g，白芍 10g，地骨皮 5g，牡丹皮 5g。28 剂，水煎服，每日 2 次。

【五诊】2011 年 5 月 16 日：患儿晚眠，偶涕带血丝，查血小板正常，便可，空腹血糖 10~12mmol/L，无食控，不思饮。紫外线过敏。舌偏红暗，面瘀点，浅痕，舌下可，唇红。左脉沉细弦涩，右脉沉细涩，手心热。处方调整为白术 10g，防风 5g，生黄芪 10g，五味子 5g，银柴胡 5g，乌梅 5g，甘草 5g，党参 5g，麦冬 5g，桂枝 5g，白芍 10g，地骨皮 5g，牡丹皮 5g，生地黄 20g。28 剂，水煎服，每日 2 次。

【六诊】2011 年 6 月 6 日：经北京某医院生化评估较好，免疫功能低下。乏累，虚汗，盗汗，日光性皮炎，玩游戏紧张时心慌，偶涕，叹息，便可、黏，下午口干，思饮。舌偏红暗，齿痕，舌下可，唇红。左脉沉细滑，右脉沉细弦滑；手心热。处方调整为白术 10g，防风 5g，生黄芪 20g，五味子 5g，银柴胡 5g，乌梅 5g，甘草 5g，党参 5g，麦冬 5g，桂枝 5g，白芍 10g，地骨皮 5g，牡丹皮 5g，生地黄 20g，葛根 10g，玄参 10g。28 剂，水煎服，每日 2 次。

【七诊】2011 年 7 月 18 日：患儿虚汗、盗汗减轻，日光性皮炎减轻。晚眠，神疲，便可，下午口干。舌偏红，齿痕，唇红。左、右脉均沉细弦，手心热汗。处方调整为熟地 20g，泽泻 10g，牡丹皮 5g，茯苓 10g，山萸肉 5g，山药 10g，生黄芪 10g，防风 5g，白术 10g，寄生 10g，葛根 10g，丹参 10g。28 剂，水煎服，每日 2 次。

【八诊】2011 年 8 月 22 日：患儿前数日外感，咳 4 天，清涕，动则后头汗多。前时病友去世心情不好。无身痒，口重，乏力，便溏，空腹血糖 6.2~6.3mmol/L。舌偏红暗，舌面红点，边齿痕，舌下可，唇偏红。左脉沉细弦数，右脉沉细弦；手心热。处方调整为柴胡 5g，白芍 10g，白术 10g，当归

5g，茯苓10g，甘草5g，薄荷（后下）10g，煅龙骨、煅牡蛎（先煎）各30g，防风5g，生黄芪10g，五味子5g，鱼腥草（后下）20g，荆芥穗5g。28剂，水煎服，每日2次。发热时代水饮方：三根汤，荆芥穗5g，柴胡10g。

【九诊】2011年8月25日：查原始粒细胞百分比0.5%，早幼粒细胞百分比1.5%，中性中幼细胞百分比31%，中性晚幼细胞百分比20%，中性杆状核粒细胞百分比12%，中性分叶核细胞百分比7%，嗜酸杆状核细胞百分比0.5%，早幼红细胞百分比1.5%，中幼红细胞百分比9%，晚幼红细胞百分比8%。成熟淋巴细胞百分比8.5%，成熟单核细胞百分比0.5%。自诉运动会累致双腿酸疼，空腹血糖9.45mmol/L。日光性皮炎减轻，已停激素。易烦，便可，口苦，饮凉。舌偏红，苔白满，舌下可，唇红。左脉沉细数，右脉沉细弦滑数；手心热。处方调整为生黄芪20g，生地黄20g，葛根15g，丹参30g，枸杞子20g，乌梅20g，苍术15g，玄参20g，千年健15g，寄生20g，牛膝15g，地骨皮10g。40剂，水煎服，每日2次。

【随访】2011年11月20日，患儿查白细胞7.41×10⁹/L，红细胞5.69×10¹²/L，中性粒细胞百分比45.3%，淋巴细胞百分比44.4%。各症好，学习进步，运动量大则腿酸疼，热则身痒，口渴，便可。空腹血糖波动在7mmol/L。舌偏红暗，尖红，齿痕，舌下可，唇红。左脉沉细弦滑，右脉沉细弦涩；手凉。予降糖对药加减调整，后改成降糖对药加减做成丸药调理半年，血糖平稳。

案例解析 一诊：患儿在"化疗""手术"的损伤后，肿瘤得以控制，但气血大伤，免疫力低下，继发感染，糖代谢及脂代谢紊乱。肺气虚，卫外功能低下，则感染卡氏肺囊虫，予玉屏风散补气固表，提高抗邪能力及免疫力。化疗伤及阴血，造成阴虚内热之象出现糖尿病，舌面红点，虚热伤及咽喉津液，致咽不利，予"增液汤"养阴，马勃、牛蒡子清热利咽，五味子配甘草酸甘化阴。

二诊：经过近4个月的养护，整体逐渐趋于正常，脂代谢恢复正常。化疗伤害的胰腺也在缓慢恢复生长。脉细，舌齿痕，气虚之象仍有，继续给予玉屏风散益气固表。使用胰岛素控制血糖，阴虚内热不能忽视，予生脉散养心、肺之阴。虚热上扰于皮肤见皮肤过敏，予过敏煎祛风清虚热，帮助身体消除化疗的余毒。加补骨脂补骨生髓，固元气之本。

三诊：患儿服药后面皮肤已光滑。复查免疫力低下。守上方，加桂枝、白芍，即增黄芪建中汤，从调补脾胃入手，以后天补先天，改善身体自身的调节能力。

四诊：患儿已停胰岛素。患儿血糖平稳。近日晒太阳后紫外线过敏，因热邪扰于皮肤所致，故守上方加地骨皮、牡丹皮凉血止痒。

五诊：患儿近日流鼻血带血丝，查血小板正常。因停胰岛素后血糖不稳，晒太阳则紫外线过敏，阴虚内热之象明显，守上方加生地黄，生黄芪配生地黄益气滋阴降糖。

六诊：患儿整体评估较好。近日气阴两虚之证较前明显，见虚汗、盗汗，守上方加生黄芪、玄参、葛根，增强益气滋阴降糖之力。

七诊：患儿服药后虚汗、盗汗减轻。患儿神疲之象较明显，肺主气，肺气虚，则出虚汗，乏力，神疲；肾气亏虚，不能振奋元气，亦可见神疲，且患儿血糖高，予六味地黄汤合玉屏风散，滋肾阴，补肺气，肺肾同补，气阴同补；口干，血糖高，甘油三酯高，加葛根、丹参生津止渴、活血降糖。

八诊：患儿近日因病友去世心情欠佳，又恰值外感风寒。风寒束表，肺失宣降，痰热内伤，见流清涕、咳嗽，予荆芥穗、防风祛风散寒，鱼腥草清热化痰。肺气不足，肺气不能固摄津液，见动则头汗出，加玉屏风散益气固表。心情欠佳，肝气不舒，肝气乘脾，见乏力、口重、便溏，予逍遥散疏肝健脾。

九诊：患儿近日血糖偏高，运动后双腿酸疼，肾精不足之证明显，予降糖对药益气滋阴、活血降糖；加千年健、桑寄生、牛膝滋补肝肾。

案例二　司某，男，15 岁，2011 年 3 月 14 日初诊。

【主诉】确诊非霍奇金淋巴瘤近 4 年。

【现病史】患儿于 2007 年 12 月在北京某医院诊断为非霍奇金淋巴瘤。采用化疗及激素治疗。现停化疗药 3 个月。面起痤，面部皮肤痒，使用外用药后面部皮肤起皮。痤红、热、痒，身乏力，关节痛，腿抽筋，偶咳，流鼻涕，纳可，大便可，每日一行。舌偏红暗，齿痕，舌腰－胃裂沟，舌下瘀，唇红。左脉沉细弦滑，寸浮弦；右脉沉细弦滑；手心凉汗。

【个人史】出生时体重 3.3kg，剖宫产，母乳喂养 2 个月。

【中医诊断】气血两虚，阴虚血热，肾精不足证。

【处方】生黄芪 20g，桂枝 10g，白芍 20g，当归 10g，甘草 6g，地骨皮 10g，牡丹皮 10g，荆芥穗 10g，鱼腥草（后下）20g，桔梗 10g，白术 15g，麦冬 10g。28 剂，水煎服，每日 2 次。

【二诊】2011 年 4 月 11 日：检查发现患儿两肺纹理多，右侧肱骨破坏，右侧胆囊窝处欠均匀，身有劲。面红热、脱屑轻，关节痛轻，涕少，腿抽筋轻，偶咳，便可。舌偏红暗，浅痕，舌腰－胃裂沟，舌下瘀，唇红。左脉沉细滑，右脉沉细弦滑；手心凉汗。处方调整为生黄芪 20g，桂枝 10g，白芍 20g，当归 10g，甘草 6g，地骨皮 10g，牡丹皮 10g，鱼腥草（后下）20g，桔梗 10g，白术 15g，麦冬 10g，防风 10g，夏枯草 15g。40 剂，水煎服，每日 2 次。

【三诊】2011 年 5 月 23 日：查患儿红细胞 5.6×10^{12}/L，红细胞压积高，药后涕止，咳愈。遇热则面热起皮，痒，口干，咽不利，身有劲，便可，嗜咸。舌偏红暗，齿痕；舌腰－胃裂沟，舌下瘀，唇红。左脉寸浮滑，关尺沉弦滑；右脉沉细滑；手心热汗。处方调整为白术 15g，防风 10g，生黄芪 20g，甘草 6g，桂枝 10g，白芍 20g，地骨皮 10g，牡丹皮 10g，远志 10g，苏叶 10g，生牡蛎（先煎）30g，乌梅 10g。28 剂，水煎服，每日 2 次。

【四诊】2011 年 6 月 20 日：患儿精神好，下蹲受限，膝盖疼，嗜咸，咽不利，便可。2011 年 5 月 24 日查：淋巴细胞百分比 31.2%，T 辅助淋巴细胞百分比 21.9%，免疫球蛋白 IgE 138.2。2011 年 5 月 26 日诊断结果：目前腹部实质脏器未见异常，可见数枚系膜淋巴结，大者 1.3cm×0.6cm。双侧颈部可见散在分布淋巴结，大者位于颌下腺外侧，左侧 1.4cm×0.6cm，右侧 1.7cm×0.5cm，皮髓质分界尚清。舌偏红暗，浅痕，舌腰－胃裂沟，舌下瘀轻，唇红偏暗。左脉沉细弦滑，手心凉汗；右脉沉细滑，手心热汗。处方调整为白术15g，防风10g，生黄芪20g，甘草6g，桂枝10g，白芍20g，地骨皮10g，牡丹皮10g，远志10g，苏叶10g，生牡蛎（先煎）30g，乌梅10g，伸筋草15g，桑寄生20g，夏枯草15g，百部10g。28剂，水煎服，每日2次。

【五诊】2011年7月25日：患儿乳房偏大，膝盖疼轻，面痤轻，时爱生闷气。因紫外线过敏，晒太阳后身痒。2011年7月2日在郑州市某医院查嗜酸性粒细胞百分比6.20%。便可，纳香，时咽干，纳后嗓子黏，无恶心。舌偏红暗，浅痕，舌腰－胃裂沟，舌下瘀轻，唇偏红暗。左脉沉细弦滑，右脉沉细弦，手心汗。处方调整为白术15g，防风10g，生黄芪20g，甘草6g，桂枝10g，白芍20g，地骨皮10g，牡丹皮10g，苏叶10g，生牡蛎（先煎）30g，乌梅10g，桑寄生20g，夏枯草15g，百部10g，麦冬10g，五味子10g。28剂，水煎服，每日2次。

【六诊】2011年8月22日：患儿服药后面痤已愈，下楼梯时自觉膝盖弯曲困难。舌偏红暗，舌腰－胃裂沟，舌下瘀轻，唇红偏暗。左脉沉细弦滑，左手心凉；右脉沉细弦滑，右手心热。处方调整为白术15g，防风10g，生黄芪20g，甘草6g，桂枝10g，白芍20g，牡丹皮10g，苏叶10g，生牡蛎（先煎）30g，桑寄生20g，夏枯草15g，百部10g，麦冬10g，五味子10g，骨碎补15g，十大功劳叶10g。28剂，水煎服，每日2次。

【七诊】2011年10月3日：患儿尿泡沫少，膝盖能弯，体力增，跑步时小腿疼，面痤愈，右肩疼轻，身痒轻，无腿抽筋，便可，纳可。舌偏红暗，浅痕，舌腰－胃裂沟，舌下瘀轻，唇红。左脉沉细弦滑，右脉沉细弦涩；手心热汗。处方调整为白术15g，防风10g，生黄芪20g，甘草6g，桂枝10g，白芍20g，牡丹皮10g，苏叶10g，桑寄生20g，夏枯草15g，百部10g，麦冬10g，五味子10g，骨碎补15g，十大功劳叶10g，熟地20g。40剂，水煎服，每日2次。

【八诊】2011年11月21日：患儿跑步时小腿已不疼，可蹲，外感2次，前日鼻衄，面痤，口干。舌偏红，浅痕，舌腰－胃裂沟，舌下瘀轻，唇红。

左、右脉均沉细弦滑，手心凉汗。处方调整为白术 15g，防风 10g，生黄芪 20g，甘草 6g，桂枝 10g，白芍 20g，牡丹皮 10g，苏叶 10g，桑寄生 20g，夏枯草 15g，麦冬 10g，五味子 10g，骨碎补 15g，十大功劳叶 10g，熟地 20g，玄参 20g。40 剂，水煎服，每日 2 次。

【九诊】2012 年 1 月 2 日：患儿前时外感，齿衄，输液后愈。关节响，便可，时便溏，汗可，无畏寒，易外感，轻微咳嗽。热则身痒。舌偏红，浅痕，舌腰 - 胃裂，舌下瘀轻，唇红。左脉沉细弦涩，左手心凉汗；右脉沉细弦涩，右手心热汗。2011 年 11 月 21 日在北京某医院查腹部实质脏器未见异常回声，腹膜后未见肿大淋巴结，颈前未见明显肿大的浅表淋巴结。反复探查双腋下，软组织内层次清晰，未见具体包块形成。处方调整为生黄芪 20g，桂枝 10g，白芍 20g，当归 10g，鱼腥草（后下）20g，白术 15g，防风 10g，甘草 6g，骨碎补 10g，熟地 20g，茜草 15g，牡丹皮 10g。30 剂，水煎服，每日 2 次。

【十诊】2012 年 2 月 27 日：患儿时鼻衄，纳可，已不咳。舌偏红暗，舌腰 - 胃裂沟，舌下瘀轻，唇红暗。左、右脉均沉细滑，手心汗。处方调整为生黄芪 20g，桂枝 10g，白芍 20g，当归 10g，桑寄生 10g，白术 15g，防风 10g，甘草 6g，骨碎补 10g，熟地 20g，茜草 15g，牡丹皮 10g。40 剂，水煎服，每日 2 次。

【十一诊】2012 年 4 月 23 日：患儿前时晨起咽痛，动则汗，前时鼻衄，便可，面起皮痒（春季花粉过敏）。舌偏红，浅痕，舌腰 - 胃裂沟，舌下瘀轻，唇红偏暗。左、右脉均沉细弦涩，手心凉汗。处方调整为：①牛蒡子 10g，白术 15g，防风 10g，生黄芪 15g，板蓝根 15g，茜草 15g，甘草 6g，三根汤。7 剂，水煎服，每日 2 次。②生黄芪 60g，白术 30g，防风 20g，银柴胡 30g，五味子 20g，防风 10g，乌梅 20g，地骨皮 30g，山萸肉 30g，牡丹皮 30g，山药 30g，夏枯草 20g，生龙骨、生牡蛎各 30g，茯苓 50g，泽泻 20g，骨碎补 30g，玄参 30g，桂枝 20g，白芍 40g，熟地 30g，甘草 30g。共研细末，水泛为丸，早、午、晚各服 10g。

【十二诊】2012 年 7 月 9 日：患儿体质增强，体力好，近日皮肤红疹，纳稍少，眠可。查血常规正常，各项指标平稳。予玉屏风散合过敏煎合六味地黄丸加减做成水丸，服水丸半年余。2013 年停药后，家长反馈患儿体力正常，学习成绩优秀。

案例解析 一诊：患儿诊断为非霍奇金淋巴瘤，采用化疗治疗。化疗伤及气血；气虚则见乏力、齿痕舌；血虚则虚热内生，见面起痤、面皮肤红痒；血虚日久筋脉失于濡养，见关节痛、腿抽筋。患儿外感风邪，郁而化热，肺失宣降，见偶咳、流鼻涕。证属气血两虚，阴虚血热，兼有外风痰热证。故以归芪建中汤温中健脾，益气养血；加牡丹皮、地骨皮清热凉血；麦冬养阴清心；荆芥穗、鱼腥草、桔梗疏风清热化痰；白术助归芪建中汤健脾益气。

二诊：患儿服药后各症减轻。涕减少，外感表证已减轻，仍有咳嗽、双肺纹理多。去荆芥穗，改为具有解表散寒的防风，一方面解表，一方面与黄芪、白术组成玉屏风散顾护肺气。加夏枯草增强清火消肿散结之力。

三诊：患儿服药后涕止，咳嗽愈，表证已解，且服药后身有劲，仍以归芪建中汤合玉屏风散健脾益气固表。血分虚热，虚热邪上扰于皮肤，见面热起皮、痒，以牡丹皮、地骨皮清虚热、凉血止痒，乌梅配甘草酸甘化阴，收敛浮热之气；患儿肱骨破坏，嗜咸，加牡蛎，一取其咸味，符合患儿口味，二取潜阳滋阴之意，且含有钙质，有补钙作用。咽不利，加苏叶、远志祛痰利咽。

四诊：患儿服药后精神好。肾精亏虚，筋脉失于濡养，见膝盖疼、下蹲受限，上方加桑寄生滋补肝肾，伸筋草舒筋通络。检查提示：颈部及腹部可见淋巴结，加夏枯草、百部化痰散结消肿。

五诊：患儿服药后膝盖疼减轻，面痤减轻，紫外线过敏，嗜酸性粒细胞高。上方去远志、伸筋草，加麦冬、五味子增强养阴之力，且患儿嗜酸性粒细胞高，取过敏煎之意，清虚热祛风止痒。

六诊：患儿服药后面痤愈，虚热之象已减，下楼梯时自觉有膝盖骨质疏松，守上方去地骨皮、乌梅，加骨碎补、十大功劳叶增强补骨生髓之力。

七诊：患儿服药后各症好转。右肱骨骨质破坏无显著变化，运动后腿疼，上方去牡蛎，加熟地增强填精补髓之力。

八诊：患儿服药后跑步腿已不疼，可蹲起。近日面起痤反复，口干，外感2次，上方去百部，加玄参滋阴降火。并开感冒方，患儿出现感冒时，停服上方，改为服用感冒方。

九诊：患儿服药后各症好转。复查提示颈部及腹部淋巴结已消。故仍用健脾益气、养阴填髓之法，以归芪建中汤合玉屏风散健脾益气，以牡丹皮、茜草清虚热凉血，以熟地、骨碎补补骨填髓。患儿近日外感较多，有轻微咳嗽，加鱼腥草清热化痰。

十诊：患儿服药后咳愈，上方去鱼腥草，加桑寄生增强补肝肾之力。

十一诊：患儿素体气阴不足，近日外感风热之邪，见咽痛、流鼻血，予玉屏风散益气固表，牛蒡子、板蓝根清热利咽，茜草凉血止血，三根汤解表清热利尿。外感证解后予玉屏风散、过敏煎、六味地黄丸加减补气养阴、清虚热、补骨生髓法配成丸药调理。该患儿伤及气血、骨质，且虚热之象明显，所以整个过程以益气养血、清虚热、凉血散结、补骨生髓的思路贯穿始终。患儿出现外感之证时，根据症状随症加减。患儿病情稳定后，给予丸药巩固调理半年。后患儿停药，各方面均正常。

三十、急性淋巴细胞白血病

案例 马某某，女，18岁，2011年6月20日初诊。

【主诉】确诊急性淋巴细胞白血病3年，停经1年。

【病史】2007年7月患儿在当地诊断为急性淋巴细胞白血病，后至北京某医院治疗，行化疗治疗。2007年11月月经初潮，停经半年，2008年用激素则来经，量少色黑，腋毛少。2010年7月10日停激素。血常规检查红细胞压积35.7%，红细胞分布宽度低35.6fL，中性粒细胞百分比42.1%，淋巴细胞百分比45%，单核细胞百分比10.6%。现停经1年。额头起痤，身易出紫斑，思饮凉，易外感，易口疮。舌尖、边红，舌面红点，舌腰－胃－心沟，舌下瘀，唇偏红暗。左、右脉均沉细弦滑，手心热汗。

【个人史】出生时体重 4kg，顺产，母乳喂养 3 个月。

【处方】圣愈汤合生脉散化裁。生黄芪 30g，党参 10g，当归 10g，川芎 10g，熟地黄 20g，白芍 20g，五味子 10g，玄参 20g，夏枯草 15g，麦冬 10g，桂枝 10g，甘草 6g，阿胶珠 10g，黄连 5g，生蒲黄（布包）10g。28 剂，水煎服，每日 2 次。

【二诊】2011 年 7 月 25 日：2011 年 7 月 22 日在郑州市某医院查血小板压积 0.10%，平均血红蛋白浓度 295g/L。红细胞压积 44%，中性粒细胞百分比 55.1%，红细胞分布宽度 39.7fL，淋巴细胞百分比 1.7%，单核细胞百分比 0.3%。服药后 7 月 2 日来经，色可，量少，白带偏多。额痤轻，易口疮，无低热，手脚心汗。舌红，浅痕，舌腰 - 胃 - 心沟，舌下瘀，唇红偏暗。左脉沉弦滑数，右脉沉滑数，手心热汗。处方调整为生黄芪 30g，党参 10g，当归 10g，川芎 10g，熟地黄 20g，白芍 20g，五味子 10g，玄参 20g，麦冬 10g，桂枝 10g，甘草 6g，阿胶珠（烊化）10g，黄连 5g，生蒲黄（布包）10g，地骨皮 10g，牡丹皮 10g。28 剂，水煎服，每日 2 次。

【三诊】2011 年 8 月 22 日：患儿服药后口疮自愈，夜 12 点眠，上周腹泻，饭后打嗝，胃胀，咽痒即咳，口干，便不畅，后重。额及太阳穴起痤，热则加重。最后一次月经来潮的第 1 天为 7 月 30 日，色暗，量少，无腹痛，无痛经，小腹稍坠，带可，月经历 7～8 天净。舌红，浅痕，舌腰 - 胃 - 心沟，舌下瘀轻，唇红偏暗。左脉沉细弦数，右脉沉细弦，手心热汗。处方调整为生黄芪 30g，党参 10g，当归 10g，川芎 10g，白芍 20g，五味子 10g，玄参 20g，麦冬 10g，桂枝 10g，阿胶珠（烊化）10g，黄连 5g，生蒲黄（布包）10g，地骨皮 10g，牡丹皮 10g，生地黄 20g，枳壳 10g。30 剂，水煎服，每日 2 次。

【四诊】2011 年 10 月 3 日：患儿额、颊起痤，抚之碍手，纳可，眠差，眠稍好，不咳，便偏干，近日口苦，耳鸣，无耳痒。经血色淡，量少，历 3 日，带可。舌偏红，面红点，舌腰 - 胃沟，舌下瘀，唇偏红暗。左、右脉均沉细弦滑，手心汗。2011 年 8 月 23 日生化检查阴离子间隙 18.68mmol/L，总蛋白定量 82.2g/L，球蛋白定量 35.8g/L，血糖 3.72mmol/L，高密度脂蛋白胆固醇 1.89mmol/L。2011 年 9 月 30 日查血常规见平均血红蛋白浓度 308g/L，淋巴细胞百分比 45.2%，中性粒细胞百分比 45.2%。处方调整为牡丹皮 10g，地骨皮 10g，生地黄 20g，白芍 20g，川芎 10g，金银藤 30g，当归 10g，连翘 15g，甘草 6g，生黄芪 30g，桂枝 10g，党参 10g，防风 10g，黑芥穗 10g。40 剂，水煎服，每日 2 次。

【随访】2011 年 11 月 18 日，查各项指标正常。月经规律，经前起痤。前时外感，纳可，气短，眠可，口疮，鼻塞，饮凉。11 月 8 日末次月经，量少，白带多稠。后以补中益气汤、归芪建中汤、逍遥散、圣愈汤、归脾汤随诊加减治疗年余，患儿各项指标平稳，月经规律停药。2019 年患儿因工作常上夜班致脱发，前来就诊。诉经治疗后月经一直规律。

案例解析　一诊：患儿 14 岁时因患急性淋巴细胞白血病化疗导致月经初潮后停经半年，给予激素治疗后月经方至。停用激素后现停经 1 年。化疗伤及气血，气血大伤，胞宫失于濡养见停经；阴血亏虚，阴虚生热见额头起痤、易口疮。气血不足，气虚不能固外见易外感，气不摄血则身处紫斑。予圣愈汤益气养血，生脉散益气养阴，夏枯草、玄参滋阴泻火解毒，加桂枝，取小建中汤之意，健脾益生化之源，阿胶珠养血止血，黄连配生蒲黄清心火、行血消瘀。整体以补气血并侧重养阴。

二诊：患儿服药后月经至，面起痤减轻。守方去夏枯草，加牡丹皮、地骨皮增强凉血清虚热之力。

三诊：患儿服药后月经适至，量少。夜卧晚，生物钟紊乱，自主神经功能失调，表现在脾胃方面，见饭后打嗝、胃胀，大便不畅、后重。晚眠耗伤阴血，额及太阳穴起痤反复，故守方去熟地、甘草改为生地黄，增强凉血养血之力；枳壳增强理气之力。

四诊：患儿月经规律。说明在维护生机、补养气血的思想指导下用药，成果明显。"肾为先天之本，脾为后天之本"，以后天补先天；"气为血之帅，血为气之母，血随气行"，在这些原则指导下遣方用药，已收全功。